ほとんどの病気は、自分で解決できる

金 泰洪

東京図書出版

まえがき

ほとんどの人は、病院で治療すれば、病気は治ると思っているだろう。私も医学を勉強する前は、病院に行けば、病気は治ると思っていた。しかし、私が生活習慣病に罹って、それを医者が治せなかったことを体験してからは、その考えは変わった。必要に迫られて、自分の病気は自分自身が治さなければならないと思うようになった。それを実行する為に医学を独学で勉強し、自分なりに色々な治療を試してみた。このような過程で病気というのはどのようなものであるのかが少しずつ分かるようになり、どのような治療法が効果的で、時と場合においてどのように対処するのが良いのかが、段々と分かるようになった。医学の学習と自身の経験によって、独自の対処法を開発するに至った。本書は、私なりに打ち立てた医学理論と経験により導き出した独自の医学的見解である。

私自身は医者の資格がないので、患者を治療したり、臨床実験などはできない。その点においては医学を研究する上で制限があるが、多くの医師達の研究結果や論文などを読んで、自分なりにその成果を取り入れるように努力している。

本書で主張している私の見解は、一般常識とかけ離れている面もあるが、それでも、私はその見解に従って自分自身の健康管理をした結果、ほぼ常に良好な体調を維持しているのである。

ほとんどの病気は、自分で解決できる◇目次

風邪

風邪をひいて病院に行く人がたくさんいる。風邪の患者に対して、病院では注射をしたり、薬を処方したりして、対処する場合が多い。ところが、風邪に対する根本的治療薬はないのである。風邪は、ほとんど風邪ウイルスによって起こる病気であり、そのウイルスを退治する薬はまだない。病院で処方される風邪薬は、風邪の症状を改善する効果があるが、その薬が直接風邪ウイルスを殺しはしない。

風邪のウイルスを直接攻撃してやっつけるのは、人が元々持っている免疫力である。風邪薬が風邪を治してくれると考えている人が多いが、そうではなく、免疫システムが風邪を治しているのである。だから、風邪薬を飲んでも飲まなくても風邪は治るので、わざわざ風邪の治療のために風邪薬を飲む必要はない。

重要なことは、免疫システムが正常であれば、風邪をひかないようになっている。また、仮にひいたとしても、軽い症状で済み、重症化することはない。

良い免疫システムを保有するためには、良い生活習慣を身に付けるように努力しなければばならない。常に努力をしてこそ、免疫システムが良くなり、体の状態が良くなるものである。

それでは、私が風邪に対して、どのように対処してきたのかを紹介する。

私が高校に通っていた時に、風邪をひいて風邪薬を飲んだことがあった。風邪は治ったが、その風邪薬の副作用で下痢が続き、それで苦労したことがあった。

それからしばらく経って、風邪をひいた。その時は、高熱が出、頭痛がして腸の調子も良くなかったので、授業が終わってから病院に行こうと考えていた。風邪がもっと悪化しても病院に行けば、ちゃんと治してくれると思って、やけくそで授業の体育の時に、サッカーをした。風邪をひいた状態でサッカーボールを追って走るのは大変つらかったが、何とかやり終えた。

サッカーの練習で汗をたくさん流したが、練習が終わってから、体が少し軽くなった。なので、放課後に空手の練習も2時間半ほど、みっちりとした。これも相当しんどかったが、我慢して続けると、少しずつ体が楽になり、練習が終わる頃には風邪が治ってしまった。運動をして風邪が治ったので、病院に行く必要がなくなり、楽に過ごせるようになった。

運動をして風邪を治すのは、相当な体力がある人でなければ難しいだろう。それほど体力がない人がそんなことをすれば、風邪はもっと悪化するかもしれない。そのようなことがあった後、高校や大学の時には、風邪をひけば運動をして治療した。

インフルエンザ

２０１８年３月中旬から、塩野義製薬が〈ゾフルーザ〉というインフルエンザ新薬を発売した。ゾフルーザはウイルスの増殖を直接抑える、これまでになかったタイプの薬で、1錠だけ飲めば治療できる。

1日2回、５日間飲み続けるタミフルは、細胞内で増殖したウイルスが細胞外に広がるのを抑える薬である。だから、タミフルに比べれば、ゾフルーザの方が効率の良い薬であり、根本的治療薬とも言える薬である。大抵の薬には副作用が付きもので、ゾフルーザもその例外ではないと思う。しかし、少々の副作用があっても、それよりも薬効が著しく良ければ、その薬は役に立つと言える。それは、実際に使ってみないと分からない。

ゾフルーザ1錠でインフルエンザが治るとしても、それでめでたしとは言えない。インフルエンザに罹る度にゾフルーザを服用しなければならないのであれば、体に負担が掛かるのは自明である。また、ゾフルーザをずっと使い続けていると、ゾフルーザに対する耐性ウイルスが出現して、ゾフルーザが役立たずになる場合がある。

基本的に健康で免疫システムが正常であれば、インフルエンザに罹らないし、また、罹ったとしても、自然治癒するのである。だから、如何にして体の正常な機能を保つように努力するかということが重要である。薬とか医者の治療だけに頼っていては、いずれ複雑な問題が生じるだろう。

インフルエンザに罹った人は、大抵マスクをしているが、マスクをした程度ではインフルエンザの拡散を防ぐのは難しい。空気感染をするウイルスが飛び散るのを防ぐのは、現実的にほとんど不可能である。だから、各自が、そのウイルスが体内に入ってきても、適切に対応できる免疫力を持つように努力するのが、無難な対応策である。

インフルエンザもほとんどの風邪もウイルスによって空気感染し、症状も似ている。但し、インフルエンザは風邪より高熱が出て、苦痛が大きい。だから、インフルエンザは広い意味において風邪に属する。そして、風邪にはウイルス性風邪と非ウイルス性風邪があるが、90％以上がウイルス性風邪である。

体の状態さえ良ければ風邪やインフルエンザを心配する必要はないので、良い生活習慣を身に付けて健康に気を付けさえすれば良い。

断食治療

私は高校まで、日本で日本の学校に通ったが、大学は韓国の大学に通った。大学4年の時、韓国軍の捜査機関である国軍保安司令部の捜査官達に拉致され、不法拘禁、拷問、暴行などの人権侵害によってスパイにでっちあげられ、無期懲役刑を受けた。その後、20年刑に減刑され、拉致されてから15年後に釈放された。釈放されてから16年後に再審を請求し、その5年後の2017年11月23日に再審無罪が確定した。

収監されてから目標を立てたが、そのうち、第一の目標は、健康を保って獄中生活を過ごすことであった。しかし、監獄で3年ほど暮らした頃に、過敏性腸症候群という病気になって、下痢をずっとするようになった。

そこで、医務課長に会って、その病気を治してくれるように要求すると、医務課長は治療できないと強い口調で言った。医者がその病気を治せないのなら、自分の力で治すしかなかった。

自分の力で自分の病気を治すために、医学の勉強をすることを決心した。医療月刊誌の

『私の健康』や『壮快』を読むと、この過敏性腸症候群は非常に治しにくい病気であるということが分かった。しかし、如何に治しにくい病気でも治す方法があると判断し、一生懸命医学の勉強をした。数カ月間医学の勉強をしたが、どのように治療すれば良いのかを見いだせなかった。

そこで、同じ政治犯として収容されていた李博士（獣医学教授）に質問をした。「李博士は胃腸が良くない時、どのようにしますか？」と私が訊くと、李博士は「まず、断食をする」と答えた。

私はその答えを聞いて、断食は胃腸に良いと判断した。そして、実際に断食をするように決心した。まず、試しに1日だけ断食をした。すると、下痢は止まったが、その効果は2〜3日しか続かなかった。その次に、2日間断食をしたが、結果は同じであった。

そこで、じっくりと考えてみた結果、短期間の断食では限界があり、もっと長く断食をしてこそ、もっと効果があると判断し、4〜5日ほど断食をすることにした。そのように断食をしてみると、断食終了後、3〜4日間は下痢をしなかったが、その後、また下痢をするようになった。なので、2カ月後にもう一度、4〜5日ほどの断食をした。すると、この断食で体が軽くなって、体の状態が良くなったように感じた。この断食でも下痢を治すことはできなかったが、アレルギー性鼻炎は治った。確かに、断食の効果はあった。私は幼い時からアレルギー性鼻炎に罹っていたので、この時まで約20年、その病気で苦労した。

そして、その2カ月後に、また4～5日間、断食をした。この時にも、断食中に体の状態が良くなるのを感じた。この時の断食で下痢をしなくなり、過敏性腸症候群は治った。

私は過敏性腸症候群に罹る前には、1時間以上走ることができた。しかし、この病気になってからは、夏や冬には5分も走れなくなった。そして、冬には寒くて堪らないほどであった。寝ている時には、体を押さえ付けられるような夢など、苦しい夢をたくさん見た。また、寝ていて、悲鳴をあげる時もあった。このように良くない症状が表れたので、体に異常が生じたことがはっきりと分かった。

4～5日ほどの断食を3回して、このような過敏性腸症候群とアレルギー性鼻炎が治ったので、気分が爽快になった。このように体の状態が良くなったので、生き甲斐を得、監獄生活をしながらでも、希望を持てるようになった。それと、4～5日間の2回目の断食をしてから、9年間、一度も風邪をひかなかった。

生活習慣病を根本的に治療する薬はない。それでも、多くの人達は薬で生活習慣病を治そうとするのである。私も薬で生活習慣病を治そうと試してみたが、思うようにはいかなかった。

アレルギー性鼻炎や過敏性腸症候群は、広い意味で生活習慣病とも言える。私は幼い頃からよく鼻炎になった。そして、中学校の時から、鼻が詰まると耳鼻咽喉科によく通った。耳鼻咽喉科に通えば、とりあえず鼻炎は治ったが、ある一定の時間が過ぎると、また鼻炎になった。薬や病院での治療では、一時的に私の鼻炎を治療することができたが、根本的に治療することはできなかった。

断食は強力な解毒手段である。断食は異常を正常にする効果があり、1週間断食すれば、免疫力が10倍も良くなると言われている。私は一度、10日間断食をしたことがあったが、その時には宿便が出た。宿便は毒の塊であり、宿便が出たということは、多くの毒が体から排出されたということを意味する。

有機溶剤は毒であり、病気の原因である

断食をして生活習慣病を治しても、悪い生活習慣を直さなければ、毒が溜まって、再度、生活習慣病に罹ってしまう。だから、ずっと健康を維持するためには、必ず良い生活習慣を身に付けなければならない。

我々の日常生活は、食べて、寝て、運動して、休むことなどで成り立っている。現代の飲食物は、原始時代の飲食物とは大分変わっている。原始時代には、御飯やパンなどはなく、肉・魚・野菜・果物・木の実などを食べて生活した。今では、加工食品があまりにもたくさん出回っており、その加工食品には防腐剤・着色料・香料などの有害物質がたくさん添加されている。そのような有害物質は毒であり、その毒が溜まって生活習慣病などが生じる。また、自動車の排気ガスや工場で発生する有害物質なども毒であり、それらを多く摂取しても病気になる。

私が働いていた靴の製造工場では、色々な製造工程があるが、そのうち、靴のアッパーと靴底を糊で貼り付ける工程が一番有害な作業である。その糊にはトルエンという有機溶

剤がたくさん含まれており、そのトルエンが蒸発することによって靴のアッパーと靴底がくっ付くのである。数名のハリコ（貼り子）がその作業を同時にするので、大量のトルエンが工場内に充満するのである。そのような状況下で換気扇を回さなかったり、窓を開けなければ、その有害物質をそこで作業する人達がたくさん吸い込むのである。

その糊を入れた缶には次のように書かれている。

「この糊を使う場合、必ず換気を十分にして作業をして下さい。換気を十分にしないと、肺疾患・アレルギー・腎臓障害・肝臓障害などの病気になる恐れがあるので気を付けて下さい。」

その缶にはそのように書かれているにもかかわらず、人々はその注意事項を見ようともしないし、私がそのことを指摘しても無視するのである。

私がその工場に行けば、私が作業する付近の換気扇を回して、窓を開けるようにしている。しかし、そのように換気に気を使っている人は、ほとんどいないのが実情であった。だから、その工場で働いている人は、ほとんど持病を持っている。アレルギー（特に花粉症）・高血圧症・狭心症・肺疾患・肝臓障害・貧血などの病気で苦労している人達が、会社にたくさんいる。工場内は広いので、場所によって有害物質の濃度に差異がある。

平常時の環境条件をより良くするのも、健康維持に非常に重要である。有害物質がたくさんある現代社会では、そのような事柄に気を使わなければ、病気になってしまう。

長い間、ハリコの仕事をしていて、リュウマチになった人もいた。その人は平然と手に糊をたくさん付けて作業をしていた。その糊には有害物質のトルエンがたくさん含まれており、そのハリコはトルエンを手の皮膚と肺から大量に吸収しながら作業をしていた。ある冬の寒い時、インフルエンザが流行し、そのハリコはインフルエンザに罹って会社を休んだ。そして、インフルエンザが治れば、会社に行くと言ったが、会社に全然来なかった。多分、インフルエンザによって容態が相当悪化し、再起不能になったのであろう。

また、換気扇の音を嫌っていた人もいた。その人は暑くなければ、窓を開けもせずに、換気扇を切って作業をした。更に、タバコを吸って酒をたくさん飲んでいた。彼は海老・蟹アレルギーに罹っていた。悪い生活習慣が彼を免疫異常にし、アレルギーを生じさせた。ある日、彼は血便が出た。毒をたくさん摂取したので、体に異常が生じ、そのような現象が起こったのであろう。

高血圧症

現在日本では、高血圧症になって病院で治療を受けている人がたくさんいる。病院では高血圧症患者に降圧剤をよく処方している。ところで、降圧剤は一時的に血圧を下げる薬であり、根本的に血圧を正常にする薬ではない。即ち、大概の病院で行っている治療は対症療法であり、ちゃんと高血圧を治療する方法ではない。だから、幾ら長い間病院に通っても、高血圧症が全然治らない患者が多い。

高血圧症は生活習慣病である。悪い生活習慣を身に付けているから、高血圧になるのである。だから、高血圧症を治療するためには、何よりもまず、生活習慣を直さなければならない。

喫煙は高血圧の原因である。喫煙によって血管が硬くなり、血圧を上げる要因となっている。だから、高血圧になった喫煙者は、必ず禁煙をしなければならない。また、受動喫煙も高血圧の原因となっている。だから、受動喫煙を防止する対策も立てなければならない。タバコはあらゆる病気の原因であり、百害無益であるということは、完全に証明されている。

過度の飲酒も高血圧の原因である。私もある時、酒をたくさん飲み続けたことがあり、その時、高血圧になった。最高170／110にまで血圧が上がった。それで、酒を止めると、10日で高血圧の領域から外れ、更に禁酒を続けると、120／80に近い数値になった。そして、もう2週間禁酒を続けると、120／80前後の数値で血圧が安定した。私の場合、高血圧の原因が酒のみだったので、酒を飲まなくなると高血圧症が治ったが、酒以外の原因で高血圧になった場合には、その原因を除去しなければならない。

結局、1カ月ほど全然酒を飲まないと、高血圧症が完全に治り、その後、酒を飲んだが、一定量を定めて飲んだので、高血圧症になることはなかった。

高血圧症になった時、いびきをかくようになった。特に、酒をたくさん飲んだ時には、大きないびきをかいた。高血圧症を治して1年ほど経ってから、いびきをかかなくなった。

血管が硬くなったり、太るのも、高血圧の原因になる場合がよくある。血管が硬くなると、血液を送るのに、より強い圧力で送らなければならないので、当然高血圧になる。このような場合、血管が硬くならない生活（特に食生活）をしてこそ、治すことができる。

太るとそれだけ多くの血液を全身に送らなければならないので、血圧が上がるようになっている（勿論、例外もあるが）。このような場合、痩せれば高血圧は治る可能性が高い。

運動も血圧に対して良い作用をする。運動をすると、体調が良くなり、身体機能を改善してくれる。また、体重を減らすのに運動は重要な要素なので、適度の運動は必要である。走ったり歩いたりするのが、良い運動になる。但し、過度な運動は避けた方が良い。

動脈硬化と狭心症

高血圧症を長い間放置しておくと、動脈硬化になる恐れがある。以前には、LDL（悪玉コレステロール）が動脈硬化の原因だと言われていたが、最近は、LDLではなく糖化コレステロールと酸化コレステロールが動脈硬化の原因だと言われている。

糖をたくさん摂取すれば、糖化コレステロールがたくさん作られるので、糖の摂取をある程度規制しなければならない。

一方、ワインやブルーベリー、コーヒー、大豆などは抗酸化作用のある成分を含んでいるので、酸化を防ぐのに有効だと言われている。高血圧や動脈硬化を治すために、抗酸化物質を摂取する必要がある。

動脈硬化が酷くなると、狭心症になりやすい。心臓付近にある冠動脈に糖化コレステロールや酸化コレステロールが付着して、動脈が狭くなった状態が狭心症である。狭心症が悪化すると、心筋梗塞になる恐れがある。

病院では狭心症患者にカテーテル手術をして、狭くなった動脈部分を広げる場合がある。手や足の動脈を通じて、まず風船で狭くなった部分を広げ、その広げた位置にステント（網状の金属）を固定して、動脈を広げる手術がカテーテル手術である。一般的に、病院ではこの方法が狭心症の治療法（対症療法）である。

しかし、この場合、動脈内に固定したステントに血液成分が付着しないように、血液をサラサラにする薬を服用させるのである。この血液サラサラ剤には副作用があり、最近では問題になっている。そのような副作用がある薬を服用させることによって、体の状態がもっと悪くなり、他の病気が生じやすくなる。このようにして悪循環を繰り返しながら、もっと深刻な状態に陥る場合がよくある。

私の知り合いのある人は、若い頃から狭心症で苦労していた。その人は太っていて運動もほとんどしなかった。ところが、その人が30歳ぐらいの時、よく走るようになってから、痩せて狭心症が治った。運動と肥満解消、これは狭心症のみならず、ほとんどすべての病気を治すのに役立つ行為である。

糖尿病

現在、日本では糖尿病に罹っている人がたくさんいる。特に、太っている人は糖尿病に罹りやすい。以前はカロリーの摂り過ぎが肥満の原因だと言われていたが、最近では、カロリーは関係なく、糖質（炭水化物）の摂り過ぎが太る原因であり、糖質の摂取を制限してこそ痩せることができると言われている。

そして、運動不足も糖尿病の大きな要因である。元来、人や動物は、食べるために体を動かすようになっている。即ち、体を動かして運動をしてこそ、獲物を捕まえることができるし、野菜や果物などを採取することができる。人や動物は、この地球上に出現してから、ずっと生活するなかで、自然と運動をしてきたのだが、それが、文明が発達して暮らしやすくなってから、それほど運動をしなくなった人が増え、糖尿病を始め、多種多様な病気に罹りやすくなった。

人の遺伝子は、運動をしてこそ健康を維持できるようになっている。そして、その遺伝子を変えるためには数万年という歳月が掛かるのである。人類の歴史は約７００万年あり、我々の先祖であるホモ・サピエンスは30万年ほど前に誕生した。数百万年に亘ってずっと相当な運動をしてきた人類が、数十年若しくは数百年前からそれほど運動をしない人々が増えた。遺伝学的な観点から、そのように本来とは異なる生活をする人が、病気になるということは当然である。

生活習慣上、運動をするという事は非常に重要である。運動をちゃんとしていると、体の状態が良くなり、ある程度の病気を改善したり、治すのは可能である。糖尿病は一般的に運動不足によって生じる場合が多い。だから、定期的に運動をする習慣を付けていれば、糖尿病にならなくて済むだろう。また、糖尿病になっても、運動をするように心掛けておけば、酷くならないだろう。糖尿病を根本的に治療する薬はないので、自分自身が努力して治す以外にはない。

太った人は、減量してよく運動をしていれば、糖尿病が治る見込みがある。

2型糖尿病は、膵臓の機能が弱くなって、インシュリンの生産能力が低下したり、インシュリン自体の力が弱くなって生じる病気である。1型糖尿病は、膵臓のインシュリン生産細胞が破壊されて、インシュリンが作れなくなる病気である。即ち、免疫細胞に異常が生じて、免疫細胞がインシュリンを生産する膵臓のβ細胞を破壊する病気である。従って、異常が生じた免疫細胞を正常にすれば、免疫細胞は膵臓を攻撃しなくなり、膵臓を復元することができる。そうなれば、再び、インシュリンを生産できるようになり、1型糖尿病は治ると考えられる。

ある2型糖尿病患者は、淡路島にある健康道場（断食道場）で1週間断食（1日に特殊ジュースを3回飲みながらするソフト断食）をして、糖尿病を治した例もある。ところが、この人は非常に酒好きな人で、糖尿病が治った後にも酒をたくさん飲んで、糖尿病を再発した。しかし、それからは、健康道場で学んだ通りに自分一人で断食をして、糖尿病を治した。この人は、このように糖尿病の再発と自己断食療法による治療を繰り返した。糖尿病を治療した後、酒を飲まないか、適量だけ飲んでいれば、糖尿病は再発しなかったであろう。

1型も2型糖尿病も、生活習慣改善及び、断食で治すことができる可能性がある。しかし、現実には相当に強い意志がないと治しにくい。それでも、正しい方法で根気よく努力していけば、幾らでも治すことができる病気であると私は考えている。

ごくわずかであるが、実際に1型糖尿病が治ったという報告もある。

アレルギーと自己免疫疾患

アレルギー及び自己免疫疾患は、分かりやすく言って、免疫異常である。自分でない物(非自己)を不必要に攻撃するのがアレルギーであり、自分自身を攻撃するのが自己免疫疾患である。どちらも、してはならない攻撃をしており、免疫に異常が生じて起きる現象である。

それでは、何故免疫異常が生じるのか？　それは、体内に毒が溜まり、その溜まった毒が免疫細胞を攻撃し、その打撃で免疫細胞に異常が生じるからである。だから、免疫異常を治すためには、体内に溜まった毒を取り除かなければならない。その毒を取り除く方法は、毒が入ってくる生活習慣を改めることである。だから、できるだけ毒が入り込んでこない生活をしなければならない。食事と運動は、生活習慣において非常に重要な位置を占める。断食療法は、強力な解毒方法である。

現在、日本では、アレルギー性疾患に罹っている人が半分以上いると言われている。花粉症だけでも、4人に1人の割合で罹っている。また、アトピー性皮膚炎・アレルギー性鼻炎・飲食物アレルギー・金属アレルギー・日光アレルギーなど、非常に多様なアレルギーがある。一方、リュウマチ・重症筋無力症・1型糖尿病・バセドウ病・橋本病などの自己免疫疾患もあるが、アレルギーに比べれば罹患率が低い。

最近、我々が住んでいる社会は、非常に速い速度で発展している。その社会の速い変化によって、非常に多くの種類の化学物質が発明され、非常に多様な商品が出回っている。そのような商品は、人々の生活を便利にした。このようにして、この地球上に、今までなかった化学物質と商品が氾濫するようになった。初めて出会う化学物質が体内に入ってくれば、人は適切な対応をすることができない。それで、体に異常が生じるのである。当然、免疫細胞もそのような化学物質によって打撃を受け、異常が生じるのである。最近、アレルギー患者が急増している原因はそこにある。

だから、人体に異常を起こす物質（化学物質）をできるだけ避けなければならないのであるが、まず、どのような物が体の害になるのかを知らなければならない。そのようなことについて説明している本がたくさんあるので、購入して研究する必要がある。何をするにしても、よく知ってこそ適切な対応ができるのである。

花粉症

最近、日本では4人に1人が花粉症に罹っている、と言われている。だから、花粉症に関心を持っている人がたくさんいる。花粉症に罹って、鼻水がたくさん出たり、眼がヒリヒリすると、生活をするのに支障が生じる。鼻がしょっちゅう詰まれば、苦しくて楽しく過ごすことができなくなる。

病院でこの花粉症を治療するのに、主に抗ヒスタミン剤やステロイド剤（免疫抑制物質）を使っているが、これは一時的に症状を抑える効果しかなく、根本的に花粉症を治療できない。そのような薬には副作用があって、健康を害する場合もある。

ところで、最近、そのような薬を使わずに花粉症を治療する画期的な治療法が開発された。それをオーソモレキュラー療法と言う。その治療法は、蛋白質とビタミンDなどを充分に摂取して糖質を制限し、適度な運動をすることによって治療する治療法である。

この治療法は、花粉症のみならず、他のアレルギーを治療するのにおいても効果的だと言われている。この治療法は、食事療法と運動療法で病気を治療する方法である。この治療法は、体質を改善して病気を克服する根本的治療法だと言える。だから、花粉症及びアレルギーで苦労している人は、この方法で治療するのも良いだろう。

韓国でも杉の木があるが、日本の杉の木とは種類が違うので、花粉症患者はいない。ある花粉症の人が韓国に滞在した時、花粉症の症状は表れなかったが、ＰＭ２・５の数値が高くて、それで苦労したことがあった。花粉症体質があると、花粉以外の物質にも過剰反応する場合がある。

ある花粉症に罹っている人に、オーソモレキュラー療法を説明したが、その人は、沖縄に住む予定なので花粉症を治す必要はないと言った。しかし、杉の木がない地域に行って、花粉症の症状が出ないのであれば、それで事が解決されたと思うのは間違いである。花粉症は免疫異常によって起こる現象であり、杉の木がない地域にいて花粉症が発症しなくても、免疫異常が改善されたのではない。免疫異常を治さないと、いつかは何らかの症状が出てくる場合がある。だから、花粉症を治療して免疫異常を治すのが、賢明な行為である。早めに病気を治しておくのが、無難な選択である。煩わしいと思って、病気をほったらかしにしておくと、後でもっと苦労するであろう。

もし、オーソモレキュラー療法でアレルギーを治せない場合には、断食療法で治療するのが良いだろう。断食は体内の毒を除去する強力な手段であり、異常が生じた機能を正常にする効果がある。そして、断食は一つの病気だけを治すのではなく、複数の病気を同時に治していく非常に優秀な治療法である。だから、断食療法は訳の分からない病気でも治すことができると私は考えている。実際、私はよく分からない病気を断食で治した経験がある。

食事療法・運動療法・断食療法などで自分の体を管理できる人は、健康診断を受ける必要がない。断食でほとんどの病気を治せるので、体に異常が生じてその病気が何であるのかを知らなくても、断食療法で解決することができるだろう。

健康診断で、胃カメラ・腸カメラ・X線検査・断層撮影・バリウム検査などを受けるのは、体に害になる。頻繁に検査を受けると、体に相当な負担になる。体に無害な診断は受けても良いが、体に有害な検査は受けない方が良い。

免疫

すべての生命は、自己の種の遺伝子を残して、永生しようという欲求があり、有害物質や敵から自分自身を守る能力を持っている。免疫システムがその機能を担当している。そして、免疫細胞はあらゆる種類の有害な細菌やウイルスなどを分解する能力を持っている。但し、免疫力に異常があったり、弱ければ、そのような細胞やウイルスなどを排除することができずに、病気に罹ったり死んだりする。

現代医学において、細菌に対する根本的治療薬はあるが、ウイルスに対する根本的治療薬はない（C型肝炎とインフルエンザのウイルスは例外）。

ワクチン療法は、弱体化した細菌やウイルスなどを体内に注入して、免疫細胞がその細菌やウイルスに対処できるようにする療法である。しかし、免疫力が非常に弱いと、ワクチン療法の効果がない場合がある。なので、インフルエンザのワクチン注射をしても、インフルエンザに罹る人がいる。一方、免疫システムがしっかりしている人ならば、ワクチン注射をしなくても、インフルエンザなどの病気にならない。また、たとえ罹ったとしても、自己の免疫力で病気を治すことができる。しかし、病原菌や病原ウイルスの力があまりにも強いと、大きな打撃を受ける場合があるが、そのような時には断食がその病気治療に大きな助けになるだろう。

細菌なら薬を使えば、ほとんど治すことができるが、ウイルスによる病気だと、ほとんど根本的治療薬はない。一般的に、病院で処方するウイルス性疾患に対する薬は、その病気に対する症状を緩和する効果しかなく、効果的な治療ができていないのが現状である。ウイルスを直接攻撃する薬は、ほとんどない。しかし、免疫細胞はウイルスを直接攻撃することができる。だから、正常な免疫力を維持するように、日常生活に気を付ける必要がある。

ガン（癌）

現在、ガンになって苦労している人がたくさんいる。ガンになると、大抵の病院では、手術・抗ガン剤治療・放射線治療などの対処をしている。そのような治療では、ガンを適切に治療できない、と私は判断している。

まず、ガンとは何なのか？　ガンは生活習慣病でもある。ガンは生活習慣によって発症リスクが高まる病気である。ガンは急に生じる病気ではなく、長い間、細胞が打撃を受け続けることによって、生じる病気である。

化学物質・放射線・ウイルス・細菌などによって細胞内の遺伝子が傷つけられて、遺伝子が変異し、そのような変異が連続して起こることによって、正常細胞が変異細胞へと変化し、その変異細胞がガン細胞へと変わっていくのである。

１９４５年８月に広島に原子爆弾が落ち、その地域にいた人達は膨大な放射能を浴びた。多くの人達が死に、生き残った人達は深刻な打撃を受けた。しかし、その凄まじい打撃でも、暫くの間、ガン患者は生じなかった。原爆被害者のうち、ガン患者が生じるのに、最低5年かかった。即ち、ガンは短期間で生じるのではなく、長い期間にわたって細胞が継続的に変異することによって生じる。従って、原爆被害者でも、生活に気を付けてガンにはならなかった人もいる。

ガンに罹らないためには、遺伝子を破壊する物質をできるだけ摂取しないことが重要である。タバコには、ガンの原因になる物質がたくさん含まれている。過度の飲酒もガンを誘発する。工場の煤煙、自動車の排気ガス、シンナーなどの有機溶剤、防腐剤、防カビ剤、人工着色料、香料などもガンの原因である。

一般的に、加工食品には、有害物質がたくさん入っている。そのような食品を長期間摂取していると、体に異常が生じやすいし、ガンにもなりやすい。加工食品でも、インスタント食品と冷凍食品は特に要注意なので、食べない方がよい。髪の毛の染色剤も有害物質なので、髪の毛を染色しない方がよい。北ヨーロッパでは、生まれた時から白髪の人がいるが、髪の毛が白くても、別に見栄えが悪いことはない。

この社会には、有害物質・発ガン物質があまりにもたくさんあるので、これを完全に遮断することは不可能である。だから、どんな人でも、発ガン物質の脅威にさらされながら生活するしかないのである。しかし、努力すれば、その発ガン物質の摂取量を少なくすることができる。

有害物質が入ってきて、細胞が部分的に破壊されても、人を始めとする生命体は、これを修復する能力を持っている。そして、免疫システムはある程度の有害物質を除去する能力を持っている。人は、また、有害な細菌やウイルスを選別して破壊する能力を持っている。しかし、それは免疫システムが正常な場合の話であり、免疫システムに異常が生じると、そのような能力が落ちて、まともに対応できなくなる。

有害物質によって免疫細胞が打撃を受ければ、免疫細胞に異常が生じやすくなる。だから、できるだけ有害物質を摂取しないように、努力しなければならない。もし、免疫に異常が生じれば、体内にある有害物質（毒）を除去すれば、免疫異常を正常にすることができる。断食は、有害物質除去の強力な手段である。

動物は、病気になると、本能的に断食をするようになっている。私は、鳩や兎を飼ったことがあり、病気になった鳩や兎が、断食をして病気を治したのを直接目撃したことがある。

ガン患者が断食をする場合、必要なところには栄養を供給するが、不必要なところには栄養を供給しなくなる。従って、ガン細胞には栄養を供給しないので、ガン細胞は飢えて死んでしまう。その次に、断食によって有害物質が除去されるので、免疫細胞が正常になり、ガン細胞を攻撃するようになる。そして、断食を続けるに従って、攻撃能力が強くなり、ガン細胞に甚大な打撃を与えるようになる。

人は大体、1カ月以内であれば、断食をしても死なない。数年前、トルコの政治犯達が刑務所側の凄まじい人権侵害に抗議して、一斉に無期限断食闘争をしたことがあった。この時、断食闘争して、1カ月過ぎてから死に始めた。この時、2カ月間断食をして死んだ人もいた。勿論、水を飲みながら断食をした。水も飲まないで断食をすると、1週間ないし、2週間で死ぬだろう。

断食はガンのみならず、それ以外の病気に対しても同時に効果が期待できる優秀な治療法である。

ガンの特徴

かつては、栄養失調や感染症で死ぬ人がたくさんいた。しかし、最近では、ガン・心臓病・脳卒中などが主要な死亡原因である。人々の寿命が延びるに従って、ガンで死ぬ比率が増大した。人々は、ガンが非常に恐ろしい病気であるという認識を持っている。

正常細胞が有害な化学物質（毒）・細菌・ウイルス・放射線などによって破壊されて変異細胞になり、その変異が繰り返されながら、完全に別の細胞に変質した物を腫瘍という。人に害がない腫瘍を良性腫瘍、害のある腫瘍を悪性腫瘍と言い、その悪性腫瘍がガンである。

正常細胞がガン細胞に変化するのであるが、そのガン細胞の遺伝子は元来の正常細胞の遺伝子とは全然違う構造になってしまっている。そのガン細胞は自分自身を増殖させて、大きな塊となり、正常細胞に脅威を与えるようになる。

元来、正常細胞は傷付けられても、自己を復元する能力を持っている。また、その細胞が酷く傷付けられて復元が不可能な場合には、アポトーシス（自滅）という現象が起こって、消滅するようになっている。しかし、細胞の機能に異常が生じると、傷を修復できなくなり、アポトーシスも起こらなくなる。そのような機能異常によって、ガン細胞が生じるのである。

しかし、免疫機能が正常に働いていれば、ガン細胞ができても、それを消滅させることができる。免疫に異常が生じると、ガン細胞が自分に害があるのかどうかを判断できないので、適切な処置を取れないのである。そうすると、ガン細胞は自己を増殖していけるのである。

人体において、毎日5000〜6000個のガン細胞ができていると主張している医者がいる。人の細胞は約60兆個あるので、1日に約100億分の1の細胞がガン細胞に変化していることになる。5000個や1万個のガン細胞なら、人には脅威にならないが、それがずっと増殖すれば、脅威になる。免疫が正常であれば、1日に5000〜6000個のガン細胞ができても、すぐに攻撃してこのガン細胞をなくしてしまう。しかし、免疫に異常が生じて、毎日生じるガン細胞を適切に除去できず、そのガン細胞がずっと増えていくならば、問題が深刻になっていく。

初めには、目に見えない程の小さなガンが、増殖して拳ぐらいの大きさになると、生命に脅威を与えるようになる。ある医者はガン細胞が1〜2㎜以上の大きさになると、そのガン細胞が全身に転移しているとみなさなければならないと主張している。それが事実だとすれば、検診でガンを発見した時には、すでにガン細胞が全身に飛び散っているということになる。

何はともあれ、極初期のガンを発見するのは非常に難しく、体に異常が生じる程に大きくなった時には、そのガンはあちこちに飛び散ったと考えなければならない。あちこちに飛び散ったガンを手術ですべて綺麗に除去するのは不可能である。だから、病院では、手術後に抗ガン剤治療をよくするが、抗ガン剤治療の効果よりも副作用の方が大きいのが現状である。その抗ガン剤治療で肝臓や腎臓などに打撃を受ける場合がよくあり、その打撃が大きいと深刻な状態になる。

手術で体に穴を開けたり、メスで切るということ自体が相当な負担になるのに、更に、抗ガン剤治療で色々な副作用が重なれば、その打撃は取り返しのつかないことになる。その上に、放射線治療（放射線はガン細胞のみならず正常細胞をも破壊する）まですれば、完全に人を殺す行為に他ならないと私は考えている。

ガン治療をするにあたって、その患者の生活の質を、できるだけ落とさないように配慮しなければならない。適切な日常生活を送れないような状態にするのであれば、それはまともな治療だとは言えない。治療とは、人の体の状態が良くなるようにしなければならないのであり、その人の体の状態が悪くなるのであれば、それは治療ではなく、傷害行為である。

ガン細胞は高熱で死ぬ

肺炎などを併発したガン患者が、高熱を発してしまった場合、体力がある人はガンが消えてしまったという日本での報告事例が多数ある。しかし、高熱が何日も続くことは、命取りになる危険性を含んでいる。

世界では、天然痘や結核・マラリアで高熱が5〜6日続いた後、ガンが消えていたという報告例がある。42度以上に体温が上がると、ガンの病巣が消えてしまうのである。

ガン細胞は39度以上になると打撃を受け、42・5度で死滅すると言われている。正常細胞は44度まで体温の上昇に耐えられるので、熱に対する対処能力はガンよりも大きい。

HSP（ヒート・ショック・プロテイン）は、傷ついた蛋白質を修復してくれる蛋白質であり、体を温めることで増える。即ち、体温を上げれば、ガン細胞に打撃を与える一方、一般細胞（通常細胞）を正常にしてくれる。

一般的に病気になった時、発熱する場合が多い。これは免疫システムを活発にするために、体温を上げているのである。体温が上がるとしんどくなるが、これは病気を治すための必要処置なので、我慢しなければならない。

体がしんどいといって、解熱剤を服用して体温を下げると、治療の妨害行為になってしまう。

体温の調整は脳が行っている。脳は必要によって、体温を上げたり下げたりしているのである。インフルエンザとか肺炎になった場合、体温は相当上がるが、それは脳が病気を治すために高温にするのである。そして、脳は正常細胞が死なない範囲で体温を上げている。

サメにはガンが生じない

サメはガンにならないということを聞いて、ある人が発ガン物質をたくさん入れた水槽にサメを飼った。大量の発ガン物質があるのに、サメはガンにならなかった。その人は何故サメがガンにならなかったのかを研究し、

〈サメは新生血管を作らない〉

ということを発見した。

勿論、サメにもガンが生じるが、そのガンが大きくなるためには、ガン細胞が新生血管を作って栄養を供給しなければならない。しかし、サメは新生血管を作らせないので、ガン細胞は非常に小さな状態でしか存在できない。そのような微細なガン細胞は、サメに悪影響（打撃）を与えられない。

それでは、人においても新生血管を作らせなければ、ガンを治療若しくは抑制できると考えて、新生血管を作らせない方法を研究した。そこで浮かび上がったのが、サリドマイドという薬である。

1960年代に、妊婦がサリドマイドという薬を飲んで、手の短い奇形の子供を産むという衝撃的な事件が起こった。

受精卵は、細胞分裂を繰り返しながら成長していく。ある程度成長すれば、血管を作るようになり、その血管を通じて栄養が供給されながら胎児は完成していく。胎児の器官のうち、手は最後に作られる。

その当時、頭痛薬や胃腸薬としてサリドマイドが売られていたが、この薬は新生血管を作るのを妨害した。胎児の手が形成される時にこの薬を飲むと、その胎児の手の部分に充分な栄養が供給されずに、手の短い奇形の子供が生まれるのであった。

この事件を通じて、サリドマイドが新生血管の生成を妨害するということが分かった。それで、ガン患者の治療にサリドマイドが使われるようになった。しかし、新生血管の生成を妨害するといっても、サメみたいに新生血管を完全に作らせない程の強力な効果はない。だから、この薬でガンを抑制するのには限界がある。

ガンを治療するにあたって、薬は効果があっても副作用がある。そのようなことをよく考えてガン治療をしなければならない。

オプジーボ（抗ガン剤）

人にはガン化した細胞を見つけて排除する免疫システムが備わっているが、ガン細胞はこれを無効化して増殖する性質を持つ。オプジーボは、ガン細胞が免疫システムを無効化する仕組みを阻止する働きを持つ、免疫チェックポイント阻害剤の一つである。従来の抗ガン剤が、ガン細胞の分裂を抑えて増殖させないようにするものであるのに対し、免疫チェックポイント阻害剤は、人に本来備わっている免疫システムを再活性化することで治療する新しいタイプの抗ガン剤である。

オプジーボが作用するのは、T細胞の表面にありガン細胞に結び付いてこれらの免疫細胞の働きによってガン細胞を細胞死に導くPD－1である。ガン細胞の表面にはPD－1と結び付いて免疫細胞からの働きかけをかわすPD－L1（PD－1に対するリガンド）がある。オプジーボは、このPD－L1が免疫細胞のPD－1に結び付くのを阻止して免疫細胞の働きを再活性化させ、抗PD－1抗体として働く。

オプジーボが処方される患者は限定されている。肺ガンにおいて、オプジーボの治療を受けることができるのは、切除不能な進行・再発の非小細胞肺ガンぐらいである。また、肺ガン以外のガン患者にも適用されるが、その場合にも限定されている。

オプジーボによって元気付けられた免疫細胞は、力強くガン細胞を攻撃していく。しかしその攻撃の矛先がガン細胞にだけ向けられれば良いが、間違って、正常細胞に向けられれば、大変なことになる。そうなると、間質性肺疾患・重症筋無力症・大腸炎・1型糖尿病・肝機能障害・腎機能障害・甲状腺機能障害などの病気になる場合がある。実際、オプジーボによる副作用がたくさん報告されている。

オプジーボは、免疫機能を正常にする薬ではなく、免疫細胞の攻撃力を強化する薬である。だから、免疫機能が正常でないガン患者にオプジーボを投与すると、恐ろしい結果になる可能性がある。そのような危険な行為をするというのは、その医者の良心が疑われる。

ガンに対する免疫療法

最近、ガンに対する免疫療法という、新しいガン治療法が開発されている。

血液の中にある必要な免疫細胞を体外に取り出して、ガン細胞を攻撃するように訓練をしてから、その免疫細胞を血液内に戻し、それがガン細胞を攻撃して、ガンを治療するという治療法である。免疫細胞の寿命は、だいたい1週間から2週間であり、訓練された免疫細胞がガン細胞を攻撃すると言っても、ガンを治療するのに力不足である。ガンをきれいに治すためには、継続してガン細胞を攻撃しなければならないが、数回の免疫療法では、そう簡単に治しきれるものではない。ある専門家は、「免疫療法は効果があるが、ちゃんと治療するのには限界がある」と言っている。

そこで、その治療法を更に改善した治療法が開発された。前記の方法に加えて、ガン細胞が分泌する免疫細胞攻撃抑制物質を無力化する薬を服用させるのである。即ち、免疫細胞がガン細胞を攻撃するのを助ける療法である。そして、ガン細胞が自己を保護する丈夫な壁を破壊して、免疫細胞がガン細胞を攻撃しやすくする薬も処方されているが、その場合、より効果的にガンを治療することができる。ところが、このような治療法でも、治りやすいガンにおいてのみ、70～80％の治癒率である。治りにくいガンの治癒率はもっと低いであろう。

ところで、免疫療法での治療を1回するのに、100万～200万円ほどの費用が掛かるので、患者には相当大きな負担になる。そして、高額の医療費で治療しても、ガンがきれいに治るという保証はない。仮に、ガンがきれいに治ったとしても、治療後に、良くない生活習慣を是正しないならば、ガンが再発する可能性は高い。

ガンに対するウイルス療法

現在、感染症を引き起こすウイルスを改造し、ガン細胞だけを破壊して治療する技術が、相次いで開発されている。

あるウイルスの遺伝子を改変し、ガン細胞にだけ感染するようにしたもので、ガン細胞の表面に現れる分子を標的に結合して入り込み、増殖しながらガン細胞を破壊するが、正常細胞には影響がないと言われている。

しかし、この実験は動物実験では試されているが、人に対しては、まだ実用化されていない。物事は実際にやってみないと分からないもので、実際にやってみると、色々な問題点が出てくるだろう。

もし、そのウイルスがガン細胞をやっつけたとしても、後にそのウイルスが変化して正常細胞を攻撃するということもあり得る話である。

一方、そのウイルス治療でガンがきれいに治り、副作用がなかったとしても、その人自身が生活習慣を変えないと、また、ガンになる可能性も充分ある。何故かと言えば、ガンとは生活習慣病でもあり、生活習慣を良くしない限り、ガンが生じる体質は改善されないので、ちゃんとした生活習慣に改めないと、ガンを根本的に治療したとは言えない。ガンが生じる余地を残した状態では不安定である。

白血病治療

白血病の治療について説明した『がんでも生き残る。』（満尾圭介著）の一部を紹介しよう。

著者は、ある日、急性前骨髄球性白血病と診断された。そして、抗ガン剤治療により治った。翌年、再発したが、病院で治療して治った。しかし、その後、再々発したので、骨髄移植による治療をすることになった。

白血病による骨髄移植手術において、４年生存率は27％、移植関連死亡率は30％、骨髄移植後の再発率は47％である。

骨髄移植前に色々な身体検査がある。心臓のエコー検査、顔面のレントゲン検査、肛門検査、全身のＣＴ撮影、循環器系検診などがある。

移植前には、大量の放射線を照射して、自己の免疫細胞を破壊した。自身の免疫システムをゼロにして、骨髄液が移植された。これによって、移植した造血幹細胞が骨髄で白血球を造るのを待つ。

手術後19日経って、移植した骨髄は生着したが、血小板と赤血球は当分の間、輸血を続けなければならなかった。

手術後、3カ月ほどして退院した。骨髄移植をした後、免疫力が下がっているので菌に感染しないように、移植後最低1年間、食べ物や日常生活に非常に気を遣う必要があった。

退院してから約2年半後に、進行性多巣性白質脳症という病に冒された事が発覚し、余命3カ月と宣告された。


白血病の手術や治療は相当大変なものである。しかし、その手術や治療をしても治る保障はないし、再発したり、他の病気になったり、死んだりするのである。苦しんだ割には、大した効果がないようである。

病院での白血病の治療は、大量の抗ガン剤が使われ、大量の放射線照射が行われるので、これは非常に危険な行為である。即ち、大量の毒が体内に入ってくるので、別のガン、若しくは深刻な病気が新たに生じる恐れがある。

病気を治す為には、基本的に体内の毒を除去しなければならない。なのに、体内に大量の毒を入れる行為は、治療ではなく傷害行為である。そんなデタラメ療法では、病気を治す事はできないと思う。

進行性多巣性白質脳症（ＰＭＬ）

進行性多巣性白質脳症とは、多くの人に潜伏感染しているＪＣウイルスが、免疫力が低下した状況で再活性化して脳内に多発性の病巣をきたす病気である。１００万人に1人が感染していると言われている。

この病気の感染者は、欧米では80％以上がＨＩＶ感染者であるが、日本ではＨＩＶ感染の他、血液系悪性腫瘍・膠原病・自己免疫疾患・臓器移植後などの免疫を抑制する治療を受けている患者に多くみられる。近年は一部の生物学的製剤の使用を背景としたＰＭＬ発症もみられる。

この病気の原因は、ＪＣウイルスである。このウイルスは、通常多くの人に感染しているが（日本人では健常者の70％以上）、何の症状も示さない。

進行性多巣性白質脳症のよく見られる初発症状としては、片麻痺・四肢麻痺・認知機能障害・失語・視覚異常などである。その後、初発症状の増悪とともに四肢麻痺・構音障害・嚥下障害・不随意運動・脳神経麻痺・失語などが加わり、無動無言状態（寝たきりの状態）に至る。

ＪＣウイルスに対する特異的で有効な治療は無いので、進行性多巣性白質脳症の治療は、基礎疾患に伴う免疫能低下を回復させることが主体となる。ＨＩＶを基礎疾患にしている場合は、その治療を優先させる。免疫の改善やウイルスの増殖を阻止する薬で病気の進行を止める場合もあるが、症例によっては効かない場合もある。

普通の人はこのような病気にならないが、免疫力が極端に落ちた人のみが罹る病気である。免疫抑制剤や抗ガン剤・放射線治療などの乱用によって、このようなとんでもない病気が生じるのである。

この病気の根本的治療薬はない。免疫システムを正常にすれば、この病気は治る可能性もある。だから、薬の乱用や大量服用を避けて、正しい生活習慣を身に付ける必要がある。

C型肝炎の根本的治療薬

肝炎はウイルスによって引き起こされる病気である。最近までウイルス性疾患に対する根本的治療薬はなかったが、今では、C型肝炎に対する根本的治療薬が販売されている。では、そのC型肝炎治療薬を紹介していこう。

①ソバルディ
C型ウイルスに特異的に作用する核酸型ポリメラーゼ阻害薬。ウイルスのRNA連鎖に直接入り込み、RNAの成長を止めるので、チェイン・ターミネーター（鎖を断ち切るもの）と言われている。

C型ジェノタイプ1型から6型まで抗ウイルス作用があり、耐性を生じにくい。

1日1回（1錠）服用し、他の慢性肝炎治療薬と併用する。日本人の場合、2型が適しており、治療期間は3カ月である。著効率は96%。

1錠、4万2千円（以前は6万円以上）。

②マヴィレット

C型肝炎（ジェノタイプ不問）においては8週間治療し、C型代償性肝硬変においては12週間治療する。著効率は100％に近い。

1錠2万4千円ほどで、1日1回、3錠服用する。

③ヴィキラックス

C型肝炎ウイルスの複製に関与するタンパク質を阻害することで、C型肝炎ウイルスの増殖を抑える作用（抗ウイルス作用）を示す。

通常、セログループ1（ジェノタイプ1）のC型慢性肝炎またはC型代償性肝硬変におけるウイルス血症の改善およびセログループ2（ジェノタイプ2）のC型慢性肝炎におけるウイルス血症の改善に用いられる。セログループ2（ジェノタイプ2）のC型慢性肝炎に用いられる場合は、リバビリンと一緒に使用される。

セログループ1：1日1回、2錠服用。服用期間は12週間。

セログループ2：1日1回、2錠服用。服用期間は16週間。

1錠2万2千円ほど。著効率は90％以上。

ソバルディは、直接ウイルスを攻撃する、非常に画期的な薬である。しかし、その薬価が1錠4万2千円もする高価な薬である。

ソバルディ以外にも、マヴィレットやヴィキラックスという治癒率の高いC型肝炎（又は肝硬変）治療薬が、最近出始めた。その治癒率は90％以上である。だから、これらの薬は根本的治療薬だと言える。しかし、これらの薬には、色々な副作用が付随している。効果が大きいだけに、副作用が深刻な場合もある。これらの薬を使って、急性腎不全で死亡したという報告もある。

人が人工的に作った薬は、非常に効果がある場合もあるが、まかり間違えば、甚大な後遺症が生じる場合もある。その薬が、予想した通りに作用すれば良いが、とんでもない方向に作用する可能性もある。

この世の中に、絶対的な薬や毒はない。薬と毒は相対的なものであり、薬が毒になる場合もあるし、毒が薬になる場合もある。

私が韓国で大学に通っていた時（その時は韓国でデモが盛んに起こっていた）、催涙弾と胡椒弾の噴出物をたくさん吸って、鼻水と涙が凄まじくたくさん出た。ところが、その時病んでいた鼻炎が、きれいに治ったのである。これは、毒が薬になった一つの例である。

人の免疫システムは、病気を治す能力を持っている。しかし、その免疫に異常が生じると、それによって病気が生じることもある。だから、免疫を正常化・強化するのが、一番効果的で安全な治療法である。人の免疫力は肝炎ウイルスを破壊する能力を持っており、肝臓病を治癒する能力も持っている。だから、しっかりとした免疫力を持つように努力することが重要である。

熱中症

２０１８年7月上旬に、日本では記録的な豪雨による災害が発生し、２２０名ほどの人が水害で死亡するという大惨事に至った。その数日間に及ぶ集中豪雨が終わると、凄まじい高温が続き、熱中症になって倒れたり、死亡する人が続出した。

人間は熱帯でも寒帯でも住める生き物である。だから、暑さにも寒さにも適応できるように体が構成されている。しかし、急激な気候の変化には迅速に対応することは難しく、一定の調節期間が必要である。だから、この時のように急激に猛烈な暑さになると、それに適切に対応できない人達がバタバタと倒れていったのである。

日頃、体を鍛えて健康に気遣っている人ならば、猛烈な暑さに急に襲われても、すぐに適応して夏バテにならないのだが、体の弱い人はそのようにはいかない。自分の体の管理を適切にしてこそ、暑さを克服できるし、また、寒くなっても風邪をひかないのである。

私は２０１８年2月から毎日、朝に1時間ほど走っており、幾ら寒くても暑くても、ずっと走っている。また、雨がたくさん降っても走り、雪が降っても走っている。雨が降っている寒い冬に走ると、全身がずぶ濡れになるが、それによって風邪をひいたことはない。

毎日、走って体を鍛えているので、2018年の急激な暑さにもすぐに適応できたし、夏バテにもならなかった。健康を維持するのに、運動は非常に重要な要素である。運動をすると体力がつき、身体機能が全般的に良くなる。私は今までの経験上、運動をそれ程しなかった時期より、よく運動をした時期の方が、体の調子が良いというのを知っているので、毎日一定の運動をするように気遣っている。ほぼずっと体調が良いのは、運動を適切にしているためである。

2018年の夏の凄まじい暑さに対して、ニュースでは命にかかわる暑さだと言って、この暑さに対する警戒を促した。これほどの暑さでも、健康な人はそれほどの打撃はないが、体の弱い人は死に至る可能性がある。

運動をして体を鍛錬すれば、気候の変化や環境の変化に充分に適応できるので、できるだけ毎日運動する方が好ましい。走りのように体力を増強させる運動が良いが、歩くのもそれなりの効果がある。とりあえず、自分が置かれた状況をよく認識して、できるだけ運動をするように心掛ける必要がある。

私が獄中生活をしていた時、矯導所の待遇が悪くて、10名ほどの政治犯が待遇改善のための断食闘争をしたことがあった。この時は非常に暑い日が続いていたので、室内温度が40度を超える程に暑かった。この時、我々は5日間断食をして、待遇改善を成し遂げた。苛酷な暑さの中で、5日も断食をするのは並大抵の苦労ではなかった。この時、私は熱中症になって、その後、1カ月ほど凄く苦労をした。体がだるく、力がなく、暑さで呼吸がしづらく、全身が疲労感に襲われた。

このような状況下でも走りや柔軟体操などの運動をした。元気がなかったので速く走れなかったが、ゆっくりと走った。熱中症になった状態で走るのは危険だと思うであろうが、その時、私は非常に体力があったので、そのようなしんどいことをしても耐えることができた。体力がない人がそのようなことをすれば、大変なことになったであろう。

この時、私は体力がある方が病気を治療するのにおいて、相当有利であると感じた。矯導所でも医務課があり医者がいたが、医者の治療を受けずに幾らでも自分の力で熱中症を治す自信があったので、医者の治療を受けなかった。自分の体は自分自身が一番よく知っており、治療方法が分かれば自分で治療するのは、充分に可能である。

熱中症は次第に良くなっていき、1カ月後には、ほとんど治った。人の体には自然治癒力があり、そのまま放っておいても病気が治る場合がある。時間はかかったが、1カ月後には元の元気を取り戻し、体調は完全に回復した。

熱中症になれば、普通、体を安静にするのが基本であり、その症状がなくなってから運動をするのが、一般常識であるが、私はそのような一般常識を、場合によっては無視する者である。

椎間板ヘルニアと腰痛症

ヘルニアとは、体内のある臓器が本来あるべき位置から脱出してしまった状態を指す。有名なところでは、臍ヘルニア〈でべそ〉、鼠径ヘルニア〈脱腸〉がある。これが背骨のクッションである椎間板におこったものを椎間板ヘルニアと呼ぶ。椎間板の中に存在する髄核というゲル状の組織が、外に飛び出してしまった状態である。

神経が圧迫されることにより腰痛、脚の痛みやしびれ、ひどい場合には感覚が無くなったり、足が動かせなくなってしまうこともある。背骨は頚椎・胸椎・腰椎に分けられ、その全てに椎間板が存在するが、構造的に負担がかかりやすい頚椎と腰椎に好発する。

椎間板ヘルニアの主な原因は椎間板への強い圧力である。椎間板は、髄核と呼ばれる軟らかい組織と、それを覆う線維輪と呼ばれる硬い組織でできている。椎間板に大きな負担がかかると線維輪が破綻し、そこから軟らかい髄核が突出してくる。そして突出した髄核が神経に当たると様々な症状を引き起こす。

痛みがひどいと脱出した髄核（ヘルニア）を取り除く手術をする場合がある。しかし、手術によってヘルニア付近の神経を傷つけると、ずっと痛みが残るので、下手に手術をしない方が無難である。

ある程度痛くても我慢できるのなら、手術をせずに過ごすのが望ましい。1年ほど経過すると、免疫細胞のマクロファージがヘルニアを食べてなくしてしまうので、自然治癒する。

仮に、手術が成功したとしても、手術した部位の通常細胞と神経細胞が区別できなくなるので、再手術する場合、神経を傷つける可能性が大きくなる。

腰痛症は、一般的に「ぎっくり腰」と呼ばれる急性腰痛症と、痛みは軽いものの強くなったり楽になったりを繰り返す「慢性腰痛症」がある。急性腰痛症は不意の動作、とくにひねり動作で急に起きることが多く、慢性的な腰痛症は日常生活での不良姿勢による腰の筋肉の疲労などが原因である。腰椎周囲の筋力が弱く、適切な姿勢が保持できなかったり、腰椎周囲の筋肉に過度の負担がかかることが、腰痛の原因になっている。

腰痛症は、誰にでも起こり得る症状である。筋肉を痛めてしまうと、そこに「しこり」が生じる。そのしこりを取れば、腰痛は治るのである。そのしこりを取り除く一番有効な方法は運動である。ゆっくり走ったり、柔軟体操を根気よくしていけば、腰痛は治る。運動をする初期段階では、腰の筋肉が非常に痛いが、ずっと運動を続けていくと、痛みが少しずつ和らぎ、ある段階に達すると、痛みがほとんどなくなって腰が軽くなる。そのように、運動を毎日続けていくと、いずれ腰痛は治る。

腰痛症になった場合、気を付けることは、背骨の状態をできるだけ真っ直ぐにすることが重要である。前かがみの姿勢になると、腰に負担が掛かり、腰痛がひどくなる場合がある。

柔らかいベッドで寝ると、尻の部分が落ち込んで腰が曲がるので、腰に負担が掛かり、腰痛がひどくなる。だから、腰が真っ直ぐの状態で寝られるように工夫する必要がある。

作業職の人より事務職の人の方が、腰痛になりやすいという統計がある。だから、よく体を動かしている方が、腰痛になりにくいのである。日頃から適度の運動をするのが、腰痛予防に役立つ。

治療と金儲け

医者は何かあれば、手術をしたがる。手術の費用は、非常に高価である。しかし、保険に加入していれば、その患者は30％乃至それ以下の金額を支払えばよいので、それほど負担にならない。特に、低所得者の場合には医療恩恵が充実しているので、相当安く手術を受けることができる。

日本は国家が莫大な予算を医療費の補助に使っているので、病院がたくさんの収益を得るのに有利な構造になっている。

病院はそのような制度を最大限利用して、手術をできるだけ多くしようとしている。手術をたくさんすれば、その病院の収益はそれだけ良くなるので、金儲けが好きな医者は手術を好むのである。

病気を治すために手術をするのではなく、金儲けをするために手術をするのならば、病気を適切に治療できないのは明らかである。不必要に手術をすれば、病気は良くなりもせず、もっと悪くなる。

基本的に病気を治すのに、手術は必要ない。特別な例外を除いて、手術なしで幾らでも病気を治すことができる。

良心的な医者は、不必要に手術をしないし、不必要な薬の処方もしない。良心的な医者は、その病気をよく理解した上で、その原因を除去する根本的治療をする。一般的に、手術で病気を根本的に治療することはできない。

糖尿病や高血圧・狭心症・ガンなどは生活習慣病であり、このような生活習慣病を手術や投薬で根本的に治療することは不可能であると私は考えている。生活習慣病の根本的治療は、唯一、生活習慣を改善する以外にはない。このためには、本人が我慢しながら、根気強く努力する以外にはない。幾ら医者が熱心に治療しても、本人が努力しなければ、何の効果もないのである。だから、良心的な医者は患者本人が努力して生活習慣を直すように指導するだろう。

如何なる病気であれ、その病気の原因を除去しなければ、治療できない。如何なる手術や投薬でも、病気の原因を除去できなければ、治すことができない。たとえ一時的に良くなったり、一定期間症状が緩和されたとしても、根本的に治癒したとは言えない。

ほとんどの病院では、根本的治療より対症療法の方に重点を置いている。まず、病院を維持するためには一定の収益を上げなければならないのだが、現在の日本の病院システムでは根本的治療で十分な収益を上げるのは難しい。対症療法なら、その患者の病気はちゃんと治らない場合が多く、継続して病院に通うようになるので、良い収益を上げることができる。だから、大抵の病院は治療よりも、金儲けの方を重要視している。

また、現在の医療制度は、対症療法を優先させた体系になっている。製薬会社や医療器具会社が、商品をたくさん売るためには、対症療法中心の治療体系を築く必要がある。そして、官僚達を買収して、対症療法中心の保険制度と医療制度が構築された結果、膨大な量の薬などが浪費される現象が起こっている。大多数の国民は、そのような製薬会社などの魔手に掛かって、不必要な薬を服用しなければならない状況に追いやられてしまった。

十分な医学的知識がない人々は、病気になればどのように対処すれば良いのかを判断できず、医者の言いなりにならなければならないのが実情である。そのような医者妄信主義から抜け出て、病気をちゃんと治そうと努力しなければ、深刻なことになると認識しなければならない。今の社会は、騙す者が悪いのではなく、騙される者が悪いのである。非常に悲しい時代になってしまったものである。

ズボラ病患者

この世の中には多種多様の病気がある。そして、時代によって罹りやすい病気の種類が変遷してきた。ペニシリンが発明される前には、肺結核やコレラなどの伝染病に罹って死ぬ人がたくさんいた。色々な抗生物質が発明されてから、伝染病で死ぬ人が激減した。抗生物質の普及で人間の寿命は大分延びたが、その代わり、生活習慣病患者が増え始めた。最近では、生活習慣病に罹っていない人より、罹っている人の方が多いという現象が起きている。

生活習慣病には色々あるが、その源にはズボラ病がある。即ち、ズボラ病が発展して生活習慣病になるのである。だから、この世の中で一番多い病気はズボラ病である。

生活習慣病を治すのには、絶え間ない努力をしなければならない。従って、まず、ズボラ病を治してこそ生活習慣病を治すことができる。

人は誰でも楽になるのを望む。楽に金儲けをし、楽に病気を治せるのなら、最高であるが、現実はそのようにはならない。

間違った生活をして生活習慣病になったのなら、どのように間違った生活をしているかをよく認識し、その間違いを是正してこそ、ズボラ病・生活習慣病を治すことができる。そのためには、一生懸命努力しなければならない。

しかし、多くの人は自分自身が努力するより、医者に依存して病気を治そうとしている。ところが、医者が治せる病気と医者が治せない病気があり、生活習慣病は医者が治せない病気である。医者は、患者が生活習慣を直すように指導しなければならないのに、今の医療体制下では、そのようにするのは難しいのが実情である。

一般的に、人々は薬を飲めば病気が治ると思っているが、薬で治せる病気がある反面、薬では治せない病気もある。また、薬で治せる病気でも、薬を使わずに治す方法もある。病気を治療するのにおいて、非常に多様な方法があるが、各個人は自分に適した方法を選択すれば良い。

自分が罹った病気がどんな病気であるのかをよく認識し、その病気の根本的原因を除去する治療をするならば、その病気をきれいに治すことができる。その病気をちゃんと治療すれば、それ以上治療する必要はなく、薬もそれ以上飲む必要がない。たとえ症状が良くなったと言っても、続けて薬を飲まなければならなかったり、続けて治療をしなければならないのであれば、ちゃんと治ったことにはならない。

どのような治療をするにしても、できるだけ副作用がないか、少ない方法を選ぶのが良い。強い副作用が生じる方法で治療する場合、たとえその病気が治ったとしても、その副作用で他の病気が生じる可能性がある。だから、単純にその病気を治すことだけを考えるのではなく、体の全般的な健康状態を念頭に置いて、治療をしていかなければならない。だから、対症療法だけでは、病気をちゃんと治療することはできないし、体の状態をもっと悪化させてしまう場合がある。

藪医者に病気の治療を全面的に任せて依存してしまうと、恐ろしい結果になる場合がある。病気の治療どころか、取り返しのつかない事態になるかもしれない。なので、各自がよく判断して、そのような藪医者のでたらめ治療を避けなければならない。

現在、病院で長い間治療をしているのに、病気が全然治らない場合がよくある。それどころか、病気がもっと悪化した人もいる。病気の治療を何でも医者に任せるのではなく、その病気について調べ、自分なりに適切な対応をしなければならない。自分の体に関しては、自分自身が一番よく知っているのであり、自分のことに関しては自分自身が主導的に解決しなければならない。それを実行しようと思えば、相当な努力が必要であるが、そのようにしてこそ病気を治すことができる。医者はどこまでも補助的な役割しかできないのである。

病気に対応する諸現象

①Aの場合

Aという人は、若い時から酒をよく飲んで、タバコをよく吸っていた。30代になってから、糖尿病になって、高血圧の症状が表れた。それで、病院に通いながら、ずっと糖尿病と高血圧症の薬を服用していた。50代前半にタバコを止めたが、糖尿病と高血圧症は治らなかった。50代半ばに数カ月間、パン製造工場で働いていたが、その仕事は体力的に非常に辛い仕事であった。その時には、血糖値が正常値になっていた。多分、体をよく動かしてエネルギーの消費が激しかったので、血糖値が下がって正常になったのであろう。

仕事があまりにもしんどかったので、その仕事を辞めた。その仕事を辞めると、血糖値がまた上がってしまった。血糖値は上がったり下がったりしたが、糖尿病の薬はずっと飲んでいた。薬さえ飲んでいれば、糖尿病があっても大丈夫だと判断したのだろう。大抵の人は病気があっても、薬さえ飲んでいれば大丈夫だと思うのだが、それは大きな間違いである。薬で数値を任意に変えれば、その時は体が楽になるかもしれないが、そうすると副作用が生じるのである。

そのような薬をたくさん飲めば飲むほど、また、長く飲めば飲むほど体には負担になり、それが一定の水準に至ると、新しい症状が出てくる場合がある。たとえば、動脈硬化・狭心症・アレルギー・ガンなどである。

Aの場合、胃と腸にガンができた。そして、手術をした。手術後に抗ガン剤治療をしたが、その抗ガン剤治療で肝臓と腎臓に打撃を受けた。抗ガン剤治療でガン細胞を破壊したが、正常細胞も破壊され、肝臓と腎臓に異常が生じた。そして、歩くのに支障が生じ、時々転んだりした。こうなると、職場にも行けなくなり、数カ月後に息を引き取った。

結局、ガンの手術をしてから、1年ほど過ぎて死んでしまった。手術や抗ガン剤治療をしていなかったら、もっと長く生きていただろう。

勿論、手術や抗ガン剤治療は、ガン細胞に対して打撃を与えたが、正常細胞に対しても相当な打撃を与えたのである。手術や抗ガン剤治療でガン細胞を除去することができても、ガンの根本的原因を除去することはできない。ガンは生活習慣病でもあり、生活習慣を改善すれば、根本的原因をなくすことができる場合もある。断食はガンの根本的原因を除去する強力な手段であるが、絶対的手段ではない。断食でガンを治しても、その後、良い生活習慣を身に付けなければ、ガンの再発を防ぐことはできない。

②Bの場合

Bは若い時から、高血圧症であった。太っていて、あまり運動をしなかった。40代半ばまでタバコを吸っていたが、医者の勧告でタバコを止めた。しかし、酒はたくさん飲んだ。ビールを飲む時には、冷蔵庫にある缶ビールを全部飲まなければ気が済まなかった。血圧降下剤を服用しながら、酒をたくさん飲むので、体に良くないのは自明であった。

勤めていた会社が廃業して、仕事をしなくなったので、時間的余裕が生じ、病院で色々な検査をした。すると、片側の腎臓がガンになっていたので、手術をしてその腎臓を取ってしまった。手術をするのにメスで体を切るので、その切った場所が半年ほど痛かったとBは言っていた。

退院して体がある程度回復すると、再び酒を飲み始めた。初めは飲む量を抑えたが、段々飲酒量が増え、以前と同じようにたくさん飲むようになった。そうしているうちに、朝から酒を飲むようになった。朝から酒を飲みながら、あっちこっち歩き回っているうちに、アルコール中毒になり、幻覚症状が表れるようになった。これでは駄目だと思ったBは精神科に行って、診察を受けた。その時、その医者はBに「酒を止めるか人間を止めるか、二つのうち一つを選択しなさい」と言った。Bは人間を止めるわけにはいかなかったので、酒を止めると言った。

酒を止めてから幻覚症状がなくなり、アルコール中毒は治った。しかし、高血圧症は治らずに、血圧降下剤の服用は続いていた。数カ月間、酒を飲まなかったが、我慢強さがないBは、また酒を飲むようになった。

高血圧で薬をずっと服用しているのに、酒をたくさん飲めば、薬の副作用と酒の悪影響が重なって体の状態が悪くなるのは明らかである。

一般的に病気に罹っている時には、酒とタバコを避けるのが原則である。適量の酒を飲むのは体に良いと言われているが、病気に罹っている時には、飲まない方が良い。タバコは百害無益であり、第一の発ガン物質である。タバコは血管を硬くして、高血圧及び動脈硬化の原因になっている。そして、タバコの毒は膵臓を攻撃して、糖尿病を悪化させる要因にもなっている。また、タバコの煙は周辺に広がって周囲の人々に迷惑を掛けるので、タバコを吸わないのが無難である。

単刀直入に言って、酒とタバコを止められない人は、病気を治すことができない。酒は病気を治せばまた飲んでも良いので、病気を治す期間だけ我慢すれば良い。

酒やタバコを止められない人がいるが、それは意志が弱い人である。酒やタバコを止めなければならない理由をよく理解し、どのようなことがあっても止めるという固い信念があれば、誰でも止めることができる。その場しのぎで対処するのではなく、先を見越して合理的に考えるならば、止めるのが辛くても、幾らでも止めることができる。

③Cの場合

Cは体格が普通であるが、あまり運動しないタイプである。若い頃に椎間板ヘルニアの手術をし、50年程は比較的調子が良かったが、その後は時々腰が痛くなって苦労していた。

Cは長い人生を送る過程で、あっちこっち体が悪くなり、血圧降下剤・鎮痛剤・睡眠薬などの薬をたくさん服用していた。そうしているうちに、ある日、狭心症という診断を受け、カテーテル手術を受けた。カテーテル手術とは、手や足にある動脈からカテーテルを注入して、心臓付近にある狭くなった冠動脈を風船で広げた後に、その位置にステント（金属網）を固定して、狭くなった冠動脈を広げる手術である。この手術をするために、検査費用や手術費用が合計100万円以上掛かった。ところで、この時、Cは70代後半だったので、医療費は10％だけ負担すればよく、また生命保険に入っていたので、そこから保険金が出て、手術には実質的な費用負担がほとんどなかった。しかし、病院側は多額の治療費を得ることができた。

手術後、Cは血液をサラサラにする薬を服用しなければならなかった。それは、血液に粘りがでるとステントに絡み付いて血管が塞がり、心筋梗塞が起こる可能性があったからである。血液サラサラ剤を飲むと、気分が悪くなった。しかし、医者が必ず服用しなければならないと言ったので、仕方なく飲んだ。

狭心症でカテーテル手術をしてから、もっと多くの薬を飲むようになった。数年間、多量の薬を飲み続けたところ、胆嚢に石がたくさんできて腹が痛くなり、胆嚢除去手術を受けた。その胆嚢除去手術を受けてから、体調は悪くなる一方であった。そのように1年ほど過ごすと、ある日、酷い腹痛がして4〜5日間入院した。退院して家に戻ってきたが、歩けなくなってしまった。そして、自分の力で大小便をできなくなり、おしめを使用するようになった。

2週間ほど歩けなかったが、その後、少しずつ歩けるようになった。歩けると言っても、50mほど歩けば5分以上休まなければならなかった。それも、杖をつかなければ歩けなかった。最近でも体調は良くなく、常にしんどそうである。

手術や薬物治療をすればするほど、Cの体調はもっと悪くなっていった。このような手術や薬物治療は対症療法であり、根本的治療ではない。その場しのぎで、病気の症状だけを一時的に抑える方式の治療は、結局、患者の状態をもっと悪化させてしまい、取り返しのつかない泥沼に追いやってしまった。

④Dの場合

Dは相当な酒好きであり、毎日、はしご酒を楽しんだ。自分が行く店を数カ所定めて、その店を回りながら通った。彼には妻と子供がいたが、家庭を顧みずに浮気相手の愛人と一緒に、毎日酒を飲んだ。その愛人も旦那と息子がいるが、ほったらかしてDと付き合うのに熱中していた。

この二人はある韓国飲食店でよく酒を飲んだが、その飲食店の人は彼らの浮気をする様が気に入らなかった。彼らは酒を飲み過ぎてフラフラになれば、道端で寝たりもしていた。酒を飲むのではなく、酒に飲まれる生活をしていた。

そうして、彼は体に異常が生じ、1時間に10回も小便をしに行かなければならない症状が表れた。あまりにも異常な症状が表れたので、病院に行って検査をすると、前立腺ガンだというのが分かった。それも、末期ガンであり、医者は完全に手遅れだと言った。

Dが末期ガンになったという話を聞いて、店の人は喜んだ。家庭を顧みず、好き放題に浮気をする者に天罰が下されたと言って、彼の無様な姿を嘲笑った。

Dはタバコを吸いながら酒を飲んだ。タバコを吸いながら酒を飲むと、確実に発ガン物質を摂取し、ガンになる確率が高くなる。

Dは長い間、非常にふしだらな生活をしたので、病気になったのは、あまりにも当然であった。もし、ずっとふしだらな生活をしたのにもかかわらず、病気にならないのであれば、それは奇妙なことだと言える。

Dはガン宣告を受けても、生活習慣を変えなかった。相変わらず、タバコを吸いながら酒を飲んだ。ガンの症状は悪化する一方であった。ある日、全身の皮膚にピンク色の突起（直径1～2㎝）ができた。そのピンク色の突起を手術で取り除いたが、数日後には、もっと多くの突起が全身に生じた。前立腺ガンが全身に転移して、そのような症状が表れたのである。そして、徐々に体が動かしにくくなり、入院せざるを得なくなった。入院すると、体がもっと衰弱し、結局死んでしまった。

病院では、末期前立腺ガンと診断されたDに対して、たいした治療もできずに、死んでいくのを見守るしかなかった。末期ガンに対する治療法もある。本人が熱心に努力をして、医者が適切な治療法を提示してやるならば、幾らでも治る可能性がある。

⑤Eの場合（ある良心的な医者の話）

Eが風邪をひいて、近くの病院に行った。その病院の医者はEに、「風邪薬というのがあるが、それを飲んでも治るし、飲まなくても治る。風邪薬を飲めば、体が少し楽になるが、薬には副作用があるので、それを考えれば飲まない方が良い。さあ、どうします」と言ったので、Eは風邪薬を飲まないと返答した。そして、医者は、適当に運動しながら日常生活に気を付けるように勧めた。

この医者は風邪薬と風邪の治療はあまり関係ないということをよく認識しており、風邪薬はただ風邪の症状を緩和する役割しかないということを理解している。そして、風邪の症状の緩和より風邪薬の副作用をもっと心配する良心的な医者である。

このような良心的な医者はそれほど多くない。このように良心的に診療をすれば、それほど金儲けをできないのである。大抵の医者は、良心的に治療をするより、金儲けを優先させている。元来の医者の使命を忘却した医者が多いのが現実である。

金儲けを優先させると、ちゃんと治療をすることができずに、患者に不必要な治療と苦痛を与えてしまう。非良心的な治療は、患者に不幸をもたらす。

風邪は誰にでも起こり得る病気で、1週間程で治るので、たいしたことはないと思うと、大きな間違いである。風邪は健康のバロメーターで、風邪をよくひく人ほど、健康状態が悪いと言える。

よく風邪をひく人は、身体機能に異常がある場合がよくある。ただ風邪をひきやすいだけなら、まだ良いが、重大な病気に罹っている場合もあるので、それに適切に対処しなければならない。その場合、その重大な病気を治さない限り、風邪をひきやすい体質を改善することはできない。

⑥FとGの場合（高血圧症の治療）

Ｆはポッチャリしていて、運動をあまりしていなかった。高血圧症になって、病院に通っていたが、高血圧症は全然治らなかった。ある日、Ｆは「病院に通っても高血圧が治らないのだが、高血圧の薬を飲まずに過ごす方法はないのか？」と私に訊いた。私は、「高血圧を根本的に治す薬はないが、高血圧を根本的に治す治療法はある」と言った。そして、「高血圧症は生活習慣病であるので、薬で治すことはできず、生活習慣を直してこそ治療することができる。具体的な治療方法は、食べる量を減らし、散歩などの運動をして減量すれば良い」と言った。

太っている高血圧症や糖尿病患者は、痩せれば血圧数値や血糖値が正常になる場合が多い。また、運動をすれば、体の状態が良くなるので、症状が改善する。

運動もせずに動かないと、太って衰弱するので、病気に罹りやすくなる。だから、日常的に運動をして、太らないようにするのが重要である。

何もせずにブラブラと過ごすのが楽だと思う人がいるが、そのようにすると、結局、後で苦労するようになる。そして、歳を取って体の状態が悪くなってから後悔しても、どうにもこうにもできなくなって、大変苦労する人がたくさんいる。

Ｆは血圧降下剤を死ぬまで飲むのが嫌で、熱心に努力をした。朝食には、パンとおかずを食べていたが、ご飯を食べずにおかずだけを食べた。昼食には、ご飯とおかずを食べていたが、ご飯を食べずに、おかずだけを食べた。夕食には、以前と変わらず、焼酎一杯とおかずを食べた。本人は意識していなかったが、結果的に糖質を制限した食事をしていた。ご飯やパンには糖質が多いが、焼酎には糖質が全然ない（蒸留酒は糖質ゼロ）。そして、朝には雨が降らない限り、近隣地域を散歩した。

約４カ月後にＦと会ったが、Ｆは体重が６kg減り、血圧降下剤を飲まなくても高血圧にならなかった。

このようにして、Ｆは高血圧症が改善されたが、ある冬の寒い間、散歩を全然しなくなってから体重が増え、再び高血圧症になってしまった。そして、また、血圧降下剤を服用するようになった。一生懸命努力すれば体調が良くなるのに、さぼると体調が悪くなるものである。油断大敵とは、このことである。

Ｇも中年太りになってから、高血圧症になった。病院に行くと、医者は「薬を飲んで治療する方法と薬を飲まずに治療する方法があるが、どちらの方法を選択しますか？」と訊いたので、Ｇは薬を飲まずに治療する方法を選択した。すると、医者は、運動することと減量することを指示した。

Ｇは食べる量を減らして減量し、熱心に歩いた。体重が減るに従って、血圧が下がり、結局、血圧が正常になった。

一般的に、太るのは容易であるが、痩せるのは難しい。しかし、熱心に努力をすれば、誰でも痩せることができる。

病気を治療するための姿勢

病気を治療するのにおいて、長期的な展望を持って、治療方法を定めなければならないし、患者の生活の質（ＱＯＬ）を向上させる方向に誘導しなければならない。ところが、大抵の病院では、そのようにできていないのが実情である。

金儲けをするのも良いけれど、それでも人間的良心をある程度守る必要がある。見かけは治療するふりをしながら、実質的にはもっと症状を悪化させる対症療法が蔓延している状況下において、各個人は自分自身を守るために、医学についてある程度知らなくてはならないし、自分自身の病気を治す努力をしなければならない。

今では、健康に関する書籍や医学書籍などを本屋でたくさん売っており、やる気があれば、幾らでも健康や医学について学ぶことができる。最低限、藪医者に騙されない程度の医学知識を身に付ける必要がある。

自分の体を守るのは自分自身しかいない。そして、自分の体について一番よく知っているのは自分自身である。他人に依存して病気を治すのには限界があり、まかり間違えば、もっと悪くなってしまう恐れがある。

自分のことに関しては、自分自身が解決しなければならない。基本的に、人は自分のことを解決する能力を持っている。どの程度それを解決していけるのかは、その人の努力によって決まる。

この世の中には、数限りない病気があり、その治療法も無限である。病気になった時、どのような治療法で治すのかは、各個人の自由である。医者が何を言っても、その言葉に従う必要はない。医者の治療を受けても治らないのであれば、そのような無駄な治療を続ける必要はない。色々な治療をしてみて、効果ある方法を選んですれば良い。何事も実際してみて、分かるものである。

自分自身が主体になって、一生懸命努力すれば、いつかは良い展望が見えるものである。分からないことがあれば、それをよく知っている人に訊いたり、インターネットで探したり、本を見て調べることもできる。

この世の中は、無限の可能性を含有している。よく、不治の病と言われているものでも、絶対に治せないのではない。社会は常に発展しており、医学も常に発展しているので、不治の病を治せるようになる可能性は充分にある。ある病院で治療を受けて治らなくても、失望する必要はない。

現在、人間の社会と技術は非常に速い速度で発展している。また、治療方法は多種多様であり、常に新しい治療法が発明されている。常に希望を持って努力をすれば、どんな病気でも治せるであろう。

人の免疫は、あらゆる病気に対応できるようになっている。しかし、色々な悪要因によって、体の機能が低下するので、ちゃんと対応できずに病気を治せないのである。だから、身体機能を低下させる悪い要因を取り除くならば、病気を治せるはずである。

そのような悪い要因を除去するために、生活習慣を改善したり、断食などをしたりするのが有効であると思う。どのように生活習慣を改善するのかは、各自が本などを通じて学ばなければならないし、実践を通じて習得しなければならない。

一旦、健康を喪失すれば、これを簡単に回復することはできない。健康を喪失するのはたやすいが、回復するのは難しい。楽なことしかしないのであれば、健康を取り戻すことは難しい。さぼれば、その代償は大きい。その失った健康を取り戻すのには、多大な努力が必要であり、我慢しながら正しい生活をしなければならない。

しかし、根気よく努力して健康を回復させ、その後にも気を付けるならば、健康を維持し続けられるだろう。

私が矯導所にいて健康を喪失した時、どのようにしてでも健康を回復させようと思った。

この時、今苦労をしても、我慢しながら根気よく努力して病気を治すならば、その後には、心身共に爽快に過ごせると判断し、病気を治す決心をした。もし、その時、病気を治す努力をせずに、そのままほったらかしていたなら、その病気は悪化し続けたであろうし、その後には、非常に治しにくい状態になってしまったであろう。

病気を治そうと決心してから、すぐに医学を熱心に勉強し、その8カ月後には、すべての病気を治した。病気を治すのに紆余曲折があったが、思ったより順調に治すことができた。病気を治してから、9年間、風邪を1回もひかなかった。その後、非常に稀に風邪をひくことはあっても、症状は軽く、そのままほっといても2~3日程で自然に治った。最近では、4~5年ほど、風邪をひくことはなく、相当良い状態を維持している。常に良い体調を維持するためには、日常生活に気を付けなければならない。日々の生活の過ごし方が、体調に反映される。必ず守らなければならない原則を今までの経験と医学的知識によって樹立し、絶え間なく努力していく姿勢が大事である。

楽に得たものは、いとも簡単に失ってしまいがちである。病院に行ってたやすく治したとしても、気を付けないと、再発する場合がある。病気になった時、どのようにしてその病気になり、どのような原理でその病気が治ったのかを、よく知っておかなければならない。そうしてこそ、その病気を予防でき、また、その病気を自分の力で治すことができる。

そのような作業をするのは難しくて大変だが、そのようにして得た知識と成果はずっと役に立つだろう。

酒とタバコ

人類がこの地球上に誕生していない1000万年前に、人類とチンパンジーの共通の先祖である霊長類が、アルコール分解酵素を体内で作れるようになり、酒を飲めるようになった。だから、人のみならず、チンパンジーも酒を飲んで楽しむことができる。人類は今から約700万年前に誕生したと言われているが、初期人類の脳の大きさは今のチンパンジー程度であった。その当時の人類とチンパンジーの違いは、直立歩行（二足歩行）なのか四足歩行なのかという程度の違いしかなかった。人類は直立歩行をしたために、飛躍的に発展することができた。

東洋人は40％ほどの人がアルコール分解酵素をあまり持っていないが、白人や黒人は99％以上の人がアルコール分解酵素を充分に持っている。だから、基本的に人は酒を飲むことができるし、酒を楽しめる人がたくさんいる。一般的に、酒を飲めば気分が良くなるので、酒をたくさん飲む人が結構いる。幾ら体に良い物でも、摂り過ぎれば、良くない。酒も同じである。酒を適度に飲めば体に良いが、あまりたくさん飲むと害になる。それでも、酒の誘惑に負けて、酒をたくさん飲む人がいる。そんな人は、いずれ病気になる。酒を飲み過ぎてアルコール中毒になる人もいるが、そうなると、正常な生活ができなくなる。

原始時代の人は、酒を飲んでも、適量しか飲まなかった。文明が発達して原始的本能がなくなった人間は、量的統制ができなくなった。その結果、現代病として、酒に起因した病気がたくさん生じた。酒を飲み過ぎて生じた病気の治療法は、酒を飲まないことが大原則である。病気を治療するにあたって、その病気が生じた原因を除去するのが、一番適切な治療法である。そのようにせずに、その病気の症状だけを抑える対症療法だけでは、その病気を治すことができない。

一旦、酒におぼれてしまうと、そこから中々抜け出せない人がいる。現代の複雑な社会では、ストレスが溜まりやすく、そのストレスを解消しようと酒をたくさん飲む人がいるが、そうなると体に負担が掛かって、病気になりやすい。

ある程度までなら、酒を飲んでも、気持ちが良い状態を維持できるが、限界を超えると却って気分が悪くなる。元来、酒は気分を良くするために飲むのだが、人間の原始的本能がなくなった結果、その飲む量を調整できなくなった。その点をよく認識して、意識的に酒量を調整する必要がある。酒を飲むのは良いが、酒に飲まれては駄目である。

酒は悪い面もあるが、良い面もある。しかし、タバコは良い面が全然ない。タバコには発ガン物質や有害物質がたくさん含まれている。今では、タバコが有害であるというのは完璧に証明されている。

しかし、タバコにはニコチンという依存性（中毒性）物質が含まれているので、一旦吸う習慣が付くと、なかなか止められないものである。タバコが体に悪いということを知りながらも、止められないのは、そのためである。

タバコは吸う人にのみ害が及ぶのではなく、周囲の人にも害を与える。以前には、タバコをどこでも吸えた。しかし、今では、禁煙区域が設けられ、その範囲が段々広がっている。タバコの規制をきちんとしなければ、受動喫煙による深刻な被害を防ぐことができない。

タバコを吸う人のうち、他人に被害を与えないように気を付ける人より、そうでない人の方が多い。これは、道徳的な意識水準が低いということを示している。タバコを止めた人は、ほとんど、健康上どうしようもない問題が生じて、止めざるを得なくなった人である。相当深刻な状態になってから止めた人もいるが、そうなると、苦しむのは目に見えている。

タバコを吸いながら酒を飲むと、確実に発ガン物質を摂取してしまう、という研究結果が出ている。酒とタバコの相乗効果によって、その害悪の度合いが強まるのである。

昔は、酒を飲みながらタバコを吸うのが、普通であったが、これからは、そのようにしてはならないということが常識になるであろう。

留置場・拘置所・刑務所では、タバコを吸えない。韓国では、以前、中央情報部（国家情報院）・国軍保安司令部・治安本部（警察）で政治犯達を捜査する時、凄まじい拷問と暴行が行われた。捜査中にはタバコを吸えないが、タバコを吸えずに苦労したという話を、私は獄中で聞いたことがなかった。無慈悲に繰り返される拷問と暴行の状況下では、タバコのことを考える余裕もなかったであろう。この時には、どのようにすれば拷問から逃れられるのかということしか考えられない状況であり、タバコを吸いたいと思う余裕は一切なかった。

このような事例から判断して、どのようなことがあってもタバコを止めると断固として決心するならば、タバコを簡単に止めることができるのである。タバコを止めようとする確固たる意志がなければ、失敗する場合が多い。

禁煙治療をしている病院があるが、幾ら禁煙治療を受けても、本人がちゃんと禁煙をする気持ちがなければ、ほとんど失敗する。タバコを止めるのに重要なことは、禁煙治療を受けるということではなく、本人のタバコを止めるという強い意志があるかということである。

体の状態が悪くなるということを知りながらも、高価なタバコを買って、タバコを吸い続けるのは、あまりにも馬鹿げた話である。単にその瞬間の快楽だけを考えるのではなく、将来の生活の質を考えるならば、タバコを止めるのが正しい選択である。

慢性病を治療するのにおいて、禁煙は必ず必要な処置である。健康を回復しなければならないと考えるならば、すぐに禁煙を実行すべきである。

腸の疾患と抗生物質

免疫細胞の60％は、腸に集まっている。だから、腸が免疫に及ぼす影響は大きいと言える。ところで、最近、腸機能に問題がある人がたくさんいる。アステラス製薬は、２０１７年度に日本国内での過敏性腸症候群患者が１２００万人いると発表した。これは、日本の人口の約10分の1に該当する。

アランナ・コリン（イギリスの生物学者）の著書『あなたの体は9割が細菌』で、彼女は、過敏性腸症候群及び様々な腸疾患の主要原因は抗生物質の過剰投与にあると指摘した。即ち、抗生物質によって腸内にいる細菌がたくさん殺されるので、腸内の環境が悪くなり、色々な病気が生じる。抗生物質は細菌性感染症の治療において、大きな力を発揮するが、その治療法には副作用がある。

抗生物質は、悪い細菌だけ殺すのではなく、良い細菌も殺す。腸内の良い細菌がたくさんいなくなれば、腸機能に異常が生じるのは分かりきった話である。そして、抗生物質をたくさん使えば、抗生物質に対する耐性菌が生じて、深刻な問題を引き起こしてしまう。

抗生物質によって引き起こされた腸疾患は、抗生物質で治療することができない。なので、彼女は、糞便移植によって正常な腸機能を回復させることができると説明している。糞便移植とは、健康な人の大便に含まれている細菌を抽出して、患者の腸内に注入する治療法である。これは、腸内の細菌分布に異常が生じた患者の腸内に、健康な人の正常な細菌群を注入することによって病気を治療するという、奇抜な治療法である。現在、米国やオーストラリアでは、この糞便移植療法を実施している。

下痢型の過敏性腸症候群において、オーストラリアのボロディ教授の病院では、治癒率が80％に達する。しかし、便秘型過敏性腸症候群では、治癒率が30％程度である。

糞便移植療法は、下痢に対しては、相当効果的な方法であるが、腸疾患や腸疾患より派生される病気以外の病気に対しては、それほどの効果はない。しかし、断食療法は腸疾患のみならず、それ以外の色々な病気を同時に治していける非常に効率的な治療法である。

糞便移植療法において、患者は別に努力をしなくても、医者の処方さえ受ければ、病気が治る。しかし、断食療法においては、患者自身が相当な努力をしなくてはならないし、押し寄せてくる苦痛を我慢しなければならない。それでも、全般的な健康を考えるならば、断食療法の方が、糞便移植療法より強力で効果的である。

現在、日本の一般的な病院では、過敏性腸症候群をちゃんと治療できないのが実情である。過敏性腸症候群の下痢を止める良い薬はあるが、その病気を根本的に治療する薬はない。

人の体には、1000兆の細菌が棲んでいる。腸内だけでも、100兆の細菌が棲んでいる。人の細胞は60兆あるが、人の細胞数より、細菌の数の方がはるかに多い。人がこの地球上に現れた時から、細菌と共生する関係を築いていた。皮膚の表面に付いている細菌は、人体の害になる細菌が体内に入ってくるのを防いでくれている。ところが、その良い細菌を消毒液で殺すと、悪い細菌が体内に入ってきやすくなってしまう。

正常な免疫細胞は、ある細菌が人体に有害か無害かを見分けることができる。だから、正常な免疫細胞は無害な細菌を殺さない。免疫細胞が無害な細菌や物質を攻撃するようになれば、それは免疫異常であり、その免疫異常がアレルギーなどを引き起こす。免疫細胞は自己を外敵から守るために活動する戦士である。だから、抗生物質を投与して病菌を殺さなくても、正常な免疫機能を持っていれば、抗生物質なしで充分その病菌を抑制することができる。

人の免疫システムは、人体を守るために活動している。免疫システムは今までの経験から、どのようなものが有害なのかを知っている。初めて遭遇する生命体や物質については よく知らなくても、数日経てば判断できるようになる。だから、大抵の場合、人体に有害な細菌などを取り除けるようになっている。しかし、免疫システムに異常が生じると、適切に対処できなくなる。そのような場合には、免疫異常を引き起こした原因を除去すれば、免疫システムを正常にすることができる。断食はその強力な手段であり、生活習慣改善はその重要な手段である。

どのようにしてでも、免疫システムを正常化させれば良い。免疫システムを正常化させずに病気の症状だけをなくす対症療法を続ければ、免疫異常がもっと悪化し、そうなると、もっと恐ろしい病気になる場合がある。

抗酸化物質

正常な代謝の過程で、非常に不安定な形の酸素分子が細胞で作り出される。その酸素分子を活性酸素と言い、活性酸素によって細胞はダメージを受ける。活性酸素は、エネルギーを作る過程で必然的に発生する。活性酸素によって細胞は酸化させられ、細胞の分子構造が変えられる。即ち、非正常細胞に変化するのである。体内に有害物質がたくさん入ってくるほど、それだけ活性酸素は増える。

活性酸素によって細胞が破壊され、それに従って、色々な病気が生じる。高血圧症・糖尿病・アレルギー症・自己免疫疾患・ガンなどの病気は活性酸素と深い関係がある。活性酸素こそ、あらゆる老化や病気を人体にもたらす元凶である。

抗酸化物質は、活性酸素によってできた傷を修復する働きがある。また、抗酸化物質は炎症を抑制する働きもある。だから、病気を予防・治療するのにおいて、抗酸化物質は非常に役に立つ。

果物や野菜、豆類には抗酸化物質がよく含まれているので、日頃から、よく摂取しておく必要がある。特に、ココアに含まれるフラボノイドは強力な抗酸化作用があるので、効果てきめんの食材である。最近、ココアパウダーの比率が高いチョコレートを売っているので、チョコレートが好きな人は、ココアパウダーの比率が高い（80％以上）チョコレートを食べれば良い。

また、サプリメントやビタミン剤にも抗酸化物質が含まれているのがあるので、それらを摂取するのも良い。但し、それらはできるだけ、自然に近い形態の物が望ましい。

一方、活性酸素は細菌やウイルスをも酸化して殺してしまう。この面において、活性酸素は役に立つ物質である。

サリドマイド薬害事件

サリドマイドは１９５０年代末頃から60年代初頭に、世界の40カ国以上で販売された鎮痛・催眠薬である。この薬を妊娠初期に服用すると、胎児の手・足・耳・内臓などに奇形を起こす。サリドマイドの薬害により、全世界で約1万人、日本で約１０００人の胎児が被害にあったと推定されている。

サリドマイドは１９５７年に、西ドイツのグリュネンタール社が最初に発売した鎮静催眠剤であり、副作用として末梢神経障害（手や足のしびれなど）が起こることが報告されたが、重要視されなかった。

日本では、１９５７年に大日本製薬（現在：大日本住友製薬）が独自に製造し、不充分な動物実験のみ（臨床試験はなし）で承認された。その後、睡眠薬や胃腸薬として売られた。しかし、１９６０年に米国のＦＤＡ（Food and Drug Administration）は、胎児への影響に関するデータがないという理由でサリドマイドを許可しなかった。

一方、西ドイツでは、それまで見られなかった新しいタイプの新生児の奇形が、１９５９

表1　日本における出生年別のサリドマイド被害者数

出生年 (年)	1959	1960	1961	1962	1963	1964	1969	計
被害者数 (人)	12	25	58	162	47	4	1	309

↑ レンツ警告（1961年）

2015年８月24日、佐藤嗣道「サリドマイド事件の概要と被害者の今」公益財団法人いしずえ（サリドマイド福祉センター）より再作成。

年頃から恐るべき勢いで増加していることが報告された。そして、レンツ博士（ハンブルク大学小児科の医師）の調査（１９６１年11月初旬〜）によると、最初に訪問した３人の奇形の子供の家庭で、いずれも母親がサリドマイドを服用していた。11月18日に小児科学会の席上で、レンツ博士はある大衆薬が奇形の原因と疑われることを報告した。

このレンツ警告に従って、西ドイツでは１９６１年11月25日に、サリドマイドを市場から回収することを決定した。そして、西欧諸国も西ドイツと同時期に販売を停止して回収した。しかし、日本の厚生省は、「レンツ警告には科学的根拠がない」と言って、新たに別の１社にサリドマイドの製造を承認した。これは、行政の不作為であり、未必の故意であると指摘された。そして、大日本製薬は販売の主力を睡眠薬から胃腸薬に切り替えて宣伝した。

１９６２年８月26日に、北海道大学の梶井講師がサリドマイド児の症例を発表した。そして、同年９月13日に、大日本製薬はサリドマイドの販売停止・回収を発表した。この日本での対処は、西ドイツなどの諸外国より10カ月も遅れた。また、回収も不徹底であった。販売停止・回収の遅れにより、被害が倍増した（表1参照）。

レンツ警告時に対策を取り、回収を徹底していれば、1962年9月以降は被害にあわなかったはずである。

以上、今より60年ほど前の話をしたが、これは単なる過去の出来事ではなく、今でもこのようなことが起こっているのである。このような事件を教訓にして、薬を服用する場合には、よく考えて対処してほしい。医者がある薬を飲めと言って何も考えずに飲むと、大変なことになる可能性があるので、気を付ける必要がある。

ガンとそれ以外の病気との関係

糖尿病になると、ガンになりやすいと言われている。また、糖尿病は全般的な身体機能を低下させるので、色々な病気を誘発する要因になっている。一方、糖尿病以外の慢性疾患もガンが生じる頻度を高めている。

即ち、一つの病気が生じると、また別の病気が生じやすくなり、更に連鎖して色々な病気に罹ってしまう。そのような状態で、薬で一つの病気を治しても、その薬の副作用で他の病気が生じる場合がある。

一般的に、歳を取ると複数の病気を持っている人がたくさんいるが、そのような人は薬をたくさん服用している場合が多い。薬には副作用が付きもので、薬をたくさん飲めば飲むほど、体の状態が悪くなるということは常識である。

人々は薬で病気を治そうとするが、長期間薬を使えば、健康を害する。そのようにして健康状態が悪くなるに従って、免疫力が低下して、より厄介な病気が生じやすくなり、ガンへと進行する場合がよくある。

ある病気に罹った時、その病気をちゃんと治そうと努力せずにそのまま放置しておくと、その病気はもっと悪化する場合が多い。病気が悪化しているのに、何の対策も取らないと、別の病気が発生し、体調は更に悪くなる。そのような状態が長引くと、細胞が打撃を受け、その細胞内の遺伝子も打撃を受ける。打撃によって遺伝子に異常が生じ、その遺伝子の異常が一定の段階に至ると、その細胞は腫瘍に変わる。腫瘍には良性腫瘍と悪性腫瘍があるが、その悪性腫瘍がガンである。

ふしだらな生活を続けていれば、病気になっても不思議ではない。また、ふしだらな生活をしたまま病気を放置すれば、合併症が生じる。その時、本人が努力をせずに医者や薬にのみ依存すれば、もっと深刻な病気やガンが生じてしまう。

分かりやすく言って、ガンとは細胞が老衰化して生じる現象である。従って、ガンが生じないようにするためには、細胞を若々しく保つ生活習慣を身に付けることが大事である。病院で治療したり、薬を服用するからといって、健康になるのではない。一日一日の生活に気を付け、基本的な医学的知識を身に付け、粘り強く自分自身が努力してこそ、健康を守ることができる。健康は与えられるものではなく、自分の力で獲得するものである。

遺伝因子とガンとの関係

ある病気になりやすい遺伝子とか、ある面において優秀な遺伝子とか、色々な遺伝子があるが、そのような遺伝子によって、その人の健康状態が決められるのではない。その人の健康状態を決定する要因は、その人の生活習慣や努力である。遺伝子は大体の方向を定めるのみで、詳しい内容まで定めることができない。

最近、ガンになりやすい遺伝子があると言われているが、それはどこまでも可能性が高いということだけであって、必ずガンになるということではない。仮に、胃ガンになりやすい遺伝子を持っていたとしても、必ず胃ガンになるのではない。適切な生活をしていれば、胃ガンにはならない。遺伝因子よりも環境や生活習慣の方が、もっと重要な要因である。即ち、自己の努力によってガンを予防できるし、ガンになったとしても、自己の努力で自然治癒する可能性もある。

だから、自分の家系が△△ガンになりやすいと診断されても、心配する必要はない。環境と生活習慣に気を付けていれば、何の心配もない。

今では遺伝子操作をする技術が発達して、思い通りに遺伝子を改変できるようになった。なので、動物実験用の、必ず高血圧症になるマウスとか、必ず糖尿病になるマウスなどを作れるようになった。そのようなマウスでの臨床試験で、適切な餌を与えて適切な運動ができるようにして飼育した結果、高血圧症や糖尿病は生じず、寿命を全うすることができた。この臨床試験によっても、遺伝的要素よりも生活習慣がもっと重要であることが証明された。

一般的な病院の治療においての問題点

よく人々は、病院に行けば病気をきちんと治してくれると思っているが、病院で治せる病気もあれば、治せない病気もある。急性病や細菌による病気などは、ほとんど治せるが、生活習慣病をきちんと治せる病院は稀である。

高血圧症や糖尿病、アレルギー症などの生活習慣病に対し、大抵の病院において、根本的治療ではなく対症療法で表面的症状だけを改善する処置を施している。このような治療方式では、その患者は一生病院に通わなければならず、病気が良くなるどころか、もっと悪くなるのは、ほぼ確実である。

病院を運営して売上と利益を上げるためには、このような対症療法は非常に魅力的な経営方式である。即ち、対症療法中心の治療方式は、最高の利潤を追求できる運営方式である。

病院では、よくガンになった患者に手術を勧める。手術によって病院に入ってくるのは相当な金額である。だから、医者は手術をするように誘導するのである。しかし、手術を受ける患者が負担する金額は、健康保険や生命保険に加入していれば、それほど多くない。また、低所得者は医療費の上限が定められているので、安い金額で手術を受けられる。

このような制度は医療費の浪費をもたらし、医療費の国家負担を際限なく引き上げてしまう。病院は必要もない手術や投薬をたくさんして金儲けをし、製薬会社は薬を大量服用するように誘導して金儲けをしている。

相手の弱みに付け込んで金儲けをしようとする行為は、恐ろしい結果をもたらしている。薬には大抵副作用が付きもので、そのような薬をたくさん服用させれば、体の状態が悪くなるということは誰にでも理解できるはずである。

あらゆる生命は病気になっても、自らの力で治癒する能力を持っている。だから、多くの種の生命体が、この地球上に生き残っているのである。しかし、この地球上に出現したある種の生命体が、周囲の環境に適応できないのならば、絶滅してしまう。現在、地球上に存在している人間は、ホモ・サピエンスという種の人間のみである。ホモ・サピエンス以外にも多くの種の人間が、過去この地球上に存在したが、環境に適応できなくてすべて絶滅した。

現在、唯一この地球上に生き残ったホモ・サピエンスは、優秀な能力を持っており、環境の変化に適応してきた。だから、我々は病気に罹っても自ら治す能力を持っており、その人間の優秀な能力を最大限発揮させるならば、どのような病気でも自らの力で治せるはずである。

人は優秀な頭脳を持っている。この頭脳を上手に使えば、人間社会は良くなるが、間違って使えば、人々を不幸に追いやってしまう。

金儲けだけを追求すれば、患者の病気をちゃんと治療できない。過剰治療、間違った治療などを最大限なくして、適切で効率的な治療法を開発していかなければならない。これを実行するためには、医者は良心を持たなければならないし、根気よく努力をしなければならない。

現在の医療制度は、医療機関や製薬会社が金儲けしやすいように作られている。このような腐敗した医療制度を改善しない限り、きちんとした治療体系を樹立することはできない。

間違った医療制度、間違った治療方法によって、多くの人々が多大な被害を受けており、病気で苦労している。

充分に治せる病気をちゃんと治さず、病気を治療するといってその病気をもっと悪化させる行為が蔓延している状況下で、これを是正するのは非常に難しいことである。しかし、良心的な医者達が力を合わせて、より良い医療制度とより良い治療体系を樹立する努力をしてくれるように望む次第である。

人類社会は今まで凄まじく発展してきたし、これからも限りなく発展していくだろう。人類社会の発展と共に、医学も発展してきた。人間の能力には限界がなく、幾らでも開発していくことができる。もっと医学が発展して、最大限多くの人々が病気の苦痛から解放される社会が実現されるのを望む次第である。

三十数年間、自分の力で病気を治療

一般の人は、薬を服用してこそ病気が治ると思っているが、その薬が具体的にどのように作用して病気が治るのかを認識できていないのが現状である。ほとんどの場合、医者に任せておけば何とかなると思っているのである。

それでは、薬について考察してみよう。例えば、抗生物質（抗生剤）。抗生物質は細菌を殺す薬である。細菌を殺すということは、生命体を殺す行為である。だから、抗生物質は人においては薬であるかもしれないが、細菌においては毒である。その抗生物質が人体に有害な病菌だけを殺せば良いが、そのようにはならない。どのような薬でも、その性質に従って作用するが、人にだけ有利に作用するという保証はない。抗生物質は人に有害な細菌を殺すだけではなく、人に有益な細菌をも殺す。そして、その生命体を殺す薬は、人の細胞に対しても悪影響を及ぼす。

正常な免疫細胞は、その人に有害な細菌やウイルスだけを標的にして殺すが、薬にはそのような能力はない。数十億年に亘って発達してきた人の免疫システムは、その人体を防御する任務を帯びて活動している。そして、ある生命体や化学物質が、自己に有害なのか無害なのかを判断することができる。しかし、薬には人のために奉仕しなければならない使命もなく、人を守らなければならない義務もない。

だから、薬に依存して病気を治そうとするのは間違っている。薬の性質をよく理解して部分的に活用するのは良いが、あまりにも薬に依存するのは危険である。

今から三十数年前に光州矯導所（刑務所）にいた時、過敏性腸症候群になって医務課長にその病気を治してくれるように要求すると、医務課長に「治せない」と言われた。その医務課長の言葉を聞いて、自分の力で自分の病気を治そうと決心した。

独学で医学を勉強して、自分の病気を治すのは非常に難しいことであった。しかし、どのようにしてでも治そうとする覇気は充分あった。如何に困難でも落胆しなかったし、自分の目標達成を最後まで貫徹しようと努力した。

矯導所でも領置金のある人は薬を買うことができた。初めは、薬で病気を治そうとして色々な薬を試してみたが、たいした効果はなかった。それで、断食療法を試してみた。

紆余曲折はあったが、医学を勉強して8カ月後にその病気を治した。運が良かったというか、良い治療法に偶然出会ったというか、とにかくちゃんと治ったのである。その時は偶然であったが、その偶然を必然にするために、熱心に医学の勉強をした。

韓国の矯導所は出役をしてもしなくてもよい。懲役刑を受けたが、懲役を強制されなかった。だから、私は出役をせず、部屋の中で勉強をたくさんした。歴史・英語・中国語・医学・生物学・物理学などを勉強するのに、良い条件が整っていた。

また、出役をしなかったので断食をするのに都合が良かった。断食が終わると、矯導所側が重湯やおかゆを持ってきてくれた。私は健康断食もしたし、闘争断食もした。矯導所で政治犯達は待遇を改善するのに、闘争断食を時々した。

多くの人達が一斉に断食に突入するので、断食の効果に関する色々な統計を得ることができた。断食に入る時は、そのまま入っても良いが、断食が終わって復食する時には気を付けなければならない。3日以上断食してから、間違った復食をして、苦労した人もいる。復食をする時、食べ過ぎたり、消化の悪い物を食べたり、刺激物を食べたりすると、胃が痛くなったりする場合がある。ちゃんと断食をすれば、健康に良く、良好な体調を持続することができる。

私は15年ほど獄中生活をする間に、合計6カ月ぐらい断食をした。1回断食をするのに、1日や2日だけする時もあり、最高10日断食をした。10日間断食をした時には宿便が出た。

出所してから職場生活をしたが、その時にも病気になれば、断食で治したりもした。私は仕事場で作業をしながらでも、２日間までなら断食ができる。そのように、長い間、生活習慣改善と断食療法で病気を治し、良い体調を維持してきた。

自分の経験を通じて、薬を服用せずに幾らでも病気を治療できるし、病院で治療を受けずに幾らでも病気を治せることが分かった。

人は非常に優秀な免疫システムを持っているので、病気に罹っても自己治癒力で治すことができる。また、その免疫システムを強化させるならば、早く病気を治すことができる。そして、免疫システムに異常が生じて病気になれば、免疫システムを正常化することによって、病気を治すことができる。生活習慣改善は免疫システムを正常化させる重要な要素であり、断食はその強力な推進力である。

病気になった時、その病気がどのような病気であるのかを知り、どのような過程を通じてその病気が生じたのか、環境や生活習慣において問題がなかったのかをよく考察してみる必要がある。そして、私は自分が置かれた状況を考慮して、それに適した治療法をその都度その都度編み出した。状況によって対処する方式は違ってくる。そのようなことをよく考えて、自分に合う治療法を開発してきた。これからも、もっと開発していこうと思っている。

参考文献

『花粉症は1週間で治る！』溝口徹、さくら舎
『がんのプレシジョン免疫学』星野泰三・吉田朋子共著、東邦出版
『炭水化物が人類を滅ぼす』夏井睦、光文社
『あなたの体は9割が細菌』アランナ・コリン著／矢野真千子訳、河出書房新社
『免疫の反逆』ドナ・ジャクソン・ナカザワ著／石山鈴子訳、ダイヤモンド社
『がんでも生き残る。』満尾圭介、カクワークス社
『絶滅の人類史』更科功、ＮＨＫ出版
『医学常識はウソだらけ』三石巌、祥伝社

金　泰洪（きん　てほん）

1957年7月14日、兵庫県神戸市で出生。高校までは神戸市の公立学校に在学、卒業。韓国の延世大学4年時に軍の捜査機関に不法拘禁。無期懲役刑が確定し、15年後に釈放。2017年に再審無罪が確定。

ほとんどの病気は、自分で解決できる

2018年12月3日　初版第1刷発行

著　者　金　泰洪
発行者　中田典昭
発行所　東京図書出版
発売元　株式会社 リフレ出版
〒113-0021　東京都文京区本駒込 3-10-4
電話 (03)3823-9171　FAX 0120-41-8080
印　刷　株式会社 ブレイン

ISBN978-4-86641-198-9 C0077
Printed in Japan 2018

ご意見、ご感想をお寄せ下さい。

［宛先］〒113-0021　東京都文京区本駒込 3-10-4
東京図書出版